Questions Urologiques en Pratique

UNI-MED

UNI-MED Verlag AG
Bremen - London - Boston

John, Hubert; Roth, Beat:
Questions Urologiques en Pratique/Hubert John et Beat Roth.-
1re édition - Bremen: UNI-MED, 2022
(UNI-MED SCIENCE)
ISBN 978-3-8374-1649-7

Imprimé en Europe

UNI-MED. Le meilleur de la médecine.

La série UNI-MED SCIENCE présente de façon compétente et moderne des résultats de recherche actuels sur le diagnostic et le traitement de maladies importantes. Les publications se distinguent par un excellent niveau scientifique et une présentation soigneusement conçue. Les auteurs sont des leaders d'opinion dans leurs disciplines respectives.

Avant-propos et remerciements

Chère collègue, cher collègue,

Les sollicitations des médecins traitants ainsi que des médecins hospitaliers ne cessent d'augmenter. L'évolution de la démographie, des aspects économiques et sanitaires de la médecine, de même que les diverses régulations et directives couplées à une tendance irritante à l'étatisation de la santé exercent une influence croissante sur notre prise en charge médicale et par conséquent sur la relation médecin-patient. C'est dans ce que contexte que nous exerçons, que ce soit dans des cabinets individuels ou en groupes ou au sein d'équipes hospitalières, avec la même ambition : obtenir un résultat thérapeutique optimal dans un climat de respect mutuel.

La maison d'édition UNI-MED nous a demandé d'écrire une édition française d'un livre si apprécié des médecins traitants. L'urologie a, à nouveau, considérablement progressé en termes de technologies et de traitements médicamenteux au cours des 5 dernières années. Les pathologies urologiques les plus fréquentes font l'objet de courts chapitres : hyperplasie bénigne de la prostate, indications du traitement médicamenteux et phytothérapique, discussions relatives au taux de PSA et au cancer de la prostate, hématurie microscopique et macroscopique dans le cancer de la vessie, coliques néphrétiques et lithiases, endocrinologieen urologie, infections, incontinence urinaire, uro-neurologie et symptomatologie de l'appareil génital externe masculin.

Pour cette édition, notre but est resté le même, à savoir de proposer, sans prétention d'exhaustivité, une aide à la fois concrète et pratique aussi claire que concise aux médecins traitants et à leurs collaborateurs. L'accent est mis sur le diagnostic et les traitements des tableaux cliniques urologiques. Parmi les auteurs, on trouve des praticiens hospitaliers actuels ou anciens du service d'urologie de l'hôpital cantonal de Winterthour, des confrères de la Suisse entière ainsi que des médecins provenant d'hôpitauxà l'étranger jumelés avec la Suisse.

Nous profitons de cette occasion pour remercier chaleureusement les auteurs d'avoir mis à jour les divers chapitres. Nous tenons aussi à remercier la maison d'édition UNI-MED, qui nous ont encouragés à publier cette édition française et qui se sont chargés de sa relecture. Nous tenons en outre à remercier nos partenaires de l'industrie pharmaceutique tels que les sociétés Bayer (Suisse), Debiopharm International S.A., Melisana AG et Schwabe Pharma, ainsi que Monsieur R. Back pour sa générosité.

Ce petit recueil a pour vocation d'apporter une contribution au partenariat entre cabinets et hôpitaux, indispensable pour chaque service hospitalier et chaque médecin traitant.

Winterthour, octobre 2022 — *Hubert John*
Lausanne, octobre 2022 — *Beat Roth*

Auteurs

Dr. med. Nadim Abo Youssef
Klinik für Urologie
Kantonsspital Winterthur
Brauerstrasse 15
CH-8401 Winterthur

chapitre 12.

Priv.-Doz. Dr. med. Jürgen Bohlender
Universitätsklinik für Allgemeine Innere Medizin
Klinische Pharmakologie
Inselspital Bern
CH-3010 Bern

chapitre 8.

Dr. med. Julian Bühler
Klinik für Urologie
Kantonsspital St. Gallen
Rohrschacher Strasse 95
CH-9007 St. Gallen

chapitre 8.

Dr. med. Friedemann Krentel
Service d'Urologie
CHUV Lausanne
Rue du Bugnon 21
CH-1011 Lausanne

chapitre 5.

Priv.-Doz. Dr. med. Marcus Horstmann
Klinik für Urologie und Kinderurologie
Malteser Krankenhaus St. Josefshospital
Kurfürstenstraße 69
D-47829 Krefeld

chapitre 12.

Prof. Dr. med. Hubert John
Chefarzt Klinik für Urologie
EBU Certified Training Centre
Leiter Urologisches Tumorzentrum
Kantonsspital Winterthur
CH-8401 Winterthur

chapitres 1., 3., 4., 8., 9., 10., 11.

Dr. med. Isabelle S. Keller
Urologie am Rheinfall
Heinrich Moser-Platz 5
CH-8212 Neuhausen

chapitre 10.

Dr. med. Thomas Kistler
Klinik für Nephrologie
Kantonsspital Winterthur
Brauerstrasse 15
CH-8401 Winterthur

chapitre 7.

Dr. med. Philipp Maletzki
Klinik für Urologie
Kantonsspital Baden AG
Im Ergel 1
CH-5404 Baden

chapitre 11.

Dr. med. Christian Padevit
Klinik für Urologie
Kantonsspital Winterthur
Brauerstrasse 15
CH-8401 Winterthur

chapitre 6.

Dr. med. Martin Perrig
Universitätsklinik für Allgemeine Innere Medizin
Inselspital Bern
CH-3010 Bern

chapitre 8.

Dr. med. Dietegen Pestalozzi
Kantonsspital Schaffhausen
Geissbergstrasse 80
CH-8200 Schaffhausen

chapitre 2.

Priv.-Doz. Dr. med. Marco Randazzo
Hirslanden Klinik Aarau
Schänisweg
CH-5001 Aarau

chapitre 4.

Priv.-Doz. Dr. med. Malte Rieken
alta uro AG
Centralbahnplatz 6
CH-4051 Basel

chapitre 3.

Prof. Dr. med. Beat Roth
Service d'Urologie
CHUV Lausanne
Rue du Bugnon 21
CH-1011 Lausanne

chapitre 5.

Prof. Dr. med. Hans-Peter Schmid
Klinik für Urologie
Kantonsspital St. Gallen
Rohrschacher Strasse 95
CH-9007 St. Gallen

chapitre 9.

Dr. med. Christoph Schregel
Klinik für Urologie
Kantonsspital Winterthur
Brauerstrasse 15
CH-8401 Winterthur

chapitres 2., 6.

Dr. med. Christoph Schwab
Klinik für Urologie
Kantonsspital St. Gallen
Rohrschacher Strasse 95
CH-9007 St. Gallen

chapitre 9.

Dr. med. Jure Tornic
Klinik für Urologie
Kantonsspital Winterthur
Brauerstrasse 15
CH-8401 Winterthur

chapitre 10.

Priv.-Doz. Dr. med. Maria Wertli
Universitätsklinik für Allgemeine Innere Medizin
Inselspital Bern
CH-3010 Bern

chapitre 8.

Table des matières

1. Le partenariat médecin traitant – hôpital : implications de la répartition par âge, des coûts de santé et des politiques

L'urologie des prochaines décennies

1.1. Répartition par âge et coûts de santé

Le vieillissement de notre population s'explique par le recul des naissances et l'allongement de l'espérance de vie. A ces observations se rajoute un troisième facteur : le vieillissement de la génération « babyboom » qui atteint désormais successivement l'âge de la retraite. Alors qu'en 1990, 24 personnes sur 100 étaient âgées de plus de 64 ans, en 2020 30% de la population avaient déjà atteint l'âge de la retraite dans notre pays. Corrélées au produit national brut, les dépenses en termes de santé représentent 11,2%. Sur le plan international, seuls les Etats-Unis (16,9%), l'Allemagne (11,5%) et la France (11,3%) ont des dépenses supérieures. La Suisse occupe encore le premier rang selon *l'indice Euro de la consommation santé* (EHCI). En 2018, la Suisse a supplanté les Pays-Bas au premier rang du meilleur système de santé alors que les Pays-Bas détenaient la médaille d'or devant la Suisse pendant de nombreuses années. Pour l'année 2021, le centre de recherches conjoncturelles de l'EPF de Zurich prévoit une augmentation des dépenses de santé de 3,3% et de 3,8% pour l'année 2022. Cette prévision se traduit par des dépenses sanitaires relatives par personne de 10 136 CHF (pour l'année 2021) et de 10 431 CHF (pour l'année 2022). Le produit national brut n'augmentant que peu au cours de cette période, le ratio des dépenses sanitaires passera de 11,2% à 12,5% en 2022.

1.2. Flux financiers

> Les principaux flux financiers proviennent encore et toujours de l'assurance-maladie obligatoire, des dépenses de santé privées et des cantons dans le domaine hospitalier.

La neutralité des coûts exige de plus en plus souvent l'utilisation de forfaits. En 2012, le système de tarification des prestations hospitalières en fonction du diagnostic (DRG) a été introduit en tant qu'instrument de pilotage en Suisse. Toutefois, nul ne sait vraiment si le système DRG permet une diminution durable des dépenses de santé. Dans les cabinets et les services ambulatoires des hôpitaux, les systèmes de points tarifaires (TARMED) servent d'instrument de pilotage ; un déplacement des courts séjours et des interventions vers le secteur ambulatoire est de plus en plus souvent exigé par la politique. En urologie, outre les traitements de lithotripsie extra-corporelle et les circoncisions, d'autres interventions ne seront remboursées dans l'avenir que dans le cadre d'une prise en charge ambulatoire (« l'ambulatoire avant l'hospitalier »).

1.3. Développement de l'urologie mini-invasive

> Avec le vieillissement croissant de la population, les tableaux cliniques urologiques gagnent en importance.
> En particulier
> - L'hyperplasie de la prostate symptomatique
> - Les troubles fonctionnels et l'incontinence urinaires chez la femme et l'homme
> - Les cancers de la prostate, de la vessie et des reins sont plus fréquemment diagnostiqués.

Depuis quelques années, l'urologie s'est progressivement éloignée des grosses chirurgies à ciel ouvert pour devenir une discipline favorisant les abords coelioscopiques mini-invasifs robot-assistés ou endoscopiques. D'une part, ces techniques sont très avantageuses pour les patients dont le nombre de comorbidités augmente. D'autre part, ces chirurgies moins agressives permettent une prise en charge plus économique avec des séjours hospitaliers plus courts et une guérison plus rapide. Ainsi, les patients obtiennent une qualité de traitement supérieure (☞ illustration 1.1). De nos jours, il est possible de réaliser des interventions urologiques oncologiques lourdes telles que les néphrectomies partielles, les prostatectomies radicales et les cystectomies radicales avec dérivation intracorporelle, entièrement par des tech-

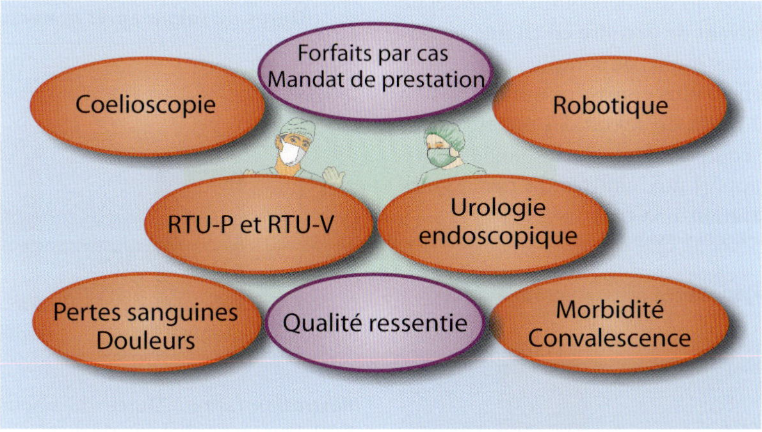

Illustration 1.1 : L'urologie mini-invasive prend une place de plus en plus importante au croisement entre le respect des forfaits par cas, le mandat de prestations et la qualité ressentie.

niques de cœlioscopie robot-assistée (☞ illustration 1.2a-c).

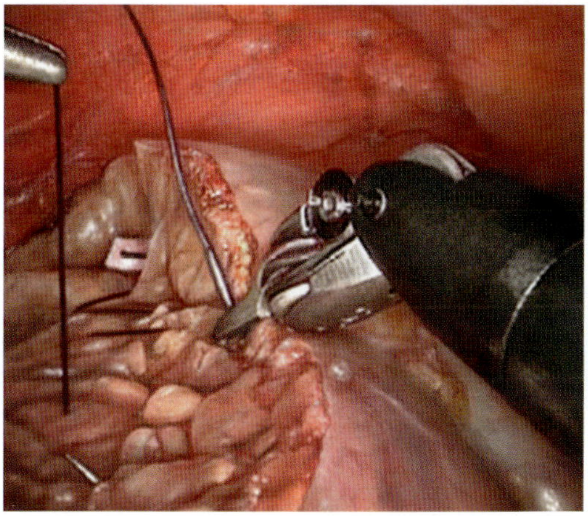

a

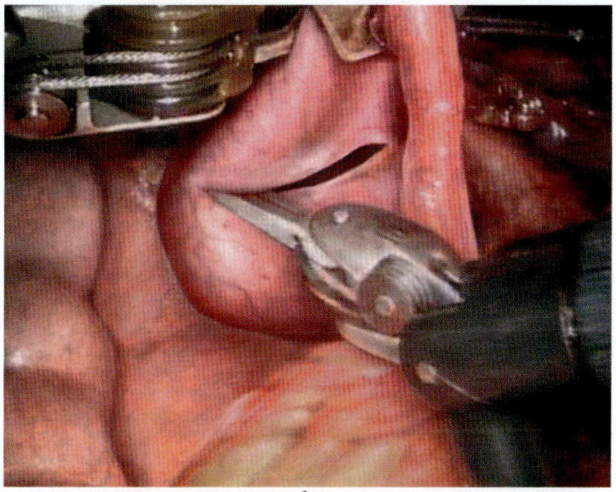

b

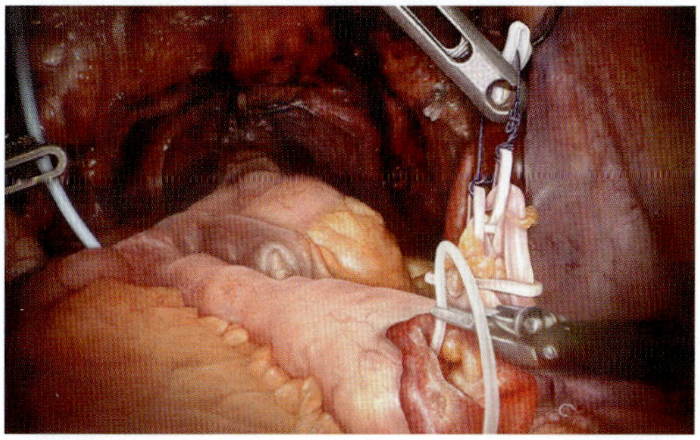

c

Illustration 1.2a-c : **a** : Résection rénale partielle par cœlioscopie robot-assistée avec fermeture du site opératoire par surjet. **b** : Plastie du bassinet avec résection du bassinet dilaté. **c** : Les sondes urétérales sont introduites dans le conduit ascendant de la néovessie, avant deconnecter la « plaque urétérale » (sur sutures) à la vessie de substitution.

Cette évolution des dix dernières années permet de plus en plus souvent de prendre en charge despatients très âgés avec moins de complications et des séjours hospitaliers plus courts, ce qui est mis en évidence par la durée du séjour des patients dans des hôpitaux équipés de la technologie mini-invasive par rapport aux chiffres du benchmark suisse (☞ illustration 1.3a-c).

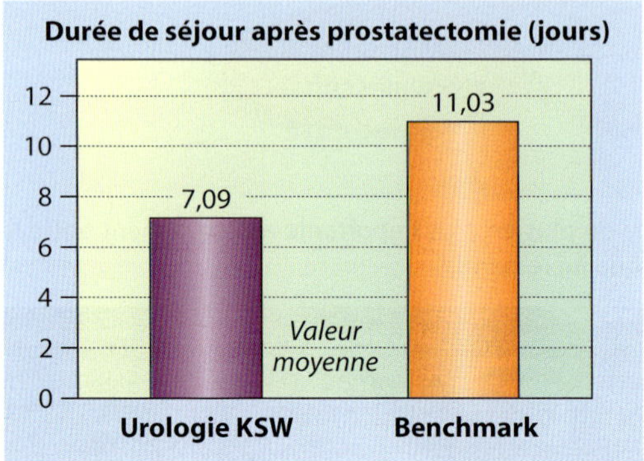

a

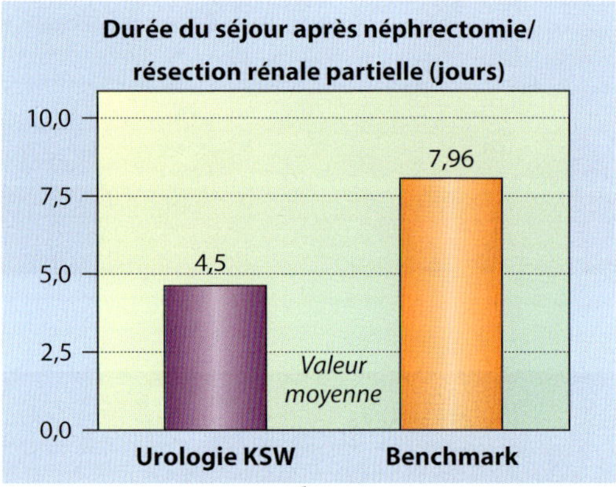

b

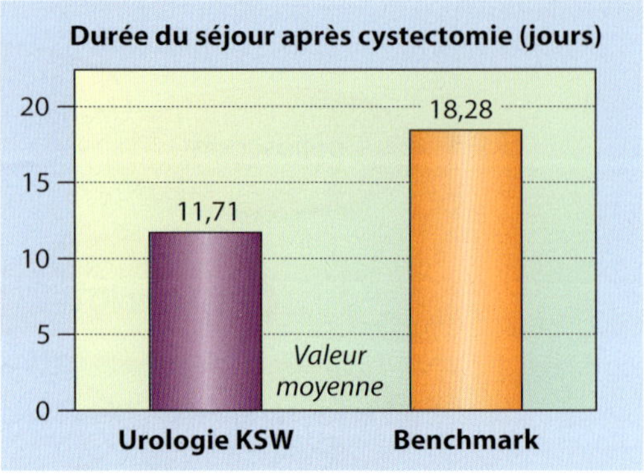

c

Illustration 1.3a-c : Durée du séjour hospitalier en 2020 dans un hôpital équipé du plateau technique de cœlioscopie robot-assistée (hôpital cantonal de Winterthour) par rapport au benchmark suisse de 23 hôpitaux. Source : Données du Registre Suisse de 2020, Société Suisse d'Urologie. **a** : Prostatectomie radicale ; **b** : Néphrectomie/résection rénale partielle ; **c** : Cystectomie radicale.

1.4. Partenariat médecin traitant – hôpital

Seules les équipes compétentes, que ce soit à l'échelle des cabinets privés ou des hôpitaux, seront capables de relever les défis majeurs des prochaines décennies. Les médecins traitants et les médecins référents sont en droit d'être toujours plus exigeants vis-à-vis des établissements de santé. Les prises en charge ambulatoires doivent être effectuées par des urologues qui délivrent rapidement leur évaluation de spécialiste aux médecins référents. Les urgences telles que les coliques néphrétiques, les hématuries macroscopiques, les pyélonéphrites et l'urosepsis doivent être rapidement traitées. Le bilan préopératoire ainsi que les soins post-opératoires du patient représentent une partie importante de la collaboration « cabinet-hôpital » bien que la responsabilité de l'opérateur en tant qu'interlocuteur continue lors du suivi. En cette ère du DRG, les cliniques doivent se concentrer autant que possible sur leurs compétences-clés, proposer des évaluations ambulatoires par le biais de consultations spécialisées (p. ex : lithiase, prostate, incontinence, neuro-urologie, andrologie, urologie pédiatrique) et recruter leurs patientèles en vue d'hospitalisations. Le rôle du médecin traitant en tant que partenaire est crucial. Par conséquent, il est important que le médecin traitant et le médecin spécialiste hospitalier qui se retrouvent « dans le même bateau » puissent bien communiquer et échanger. Un tel dialogue permet de satisfaire tout le monde. Le médecin traitant détient un rôle central dans le dépistage précoce et la prévention ainsi que dans la phase de traitement pré- et post-opératoire, tandis quel'hôpital peut se concentrer sur sa compétence centrale, à savoir les examens paracliniques spécifiques, les traitements ainsi que sur le perfectionnement et la formation continue. Cette dernière sera présentée aux médecins traitants dans le cadre de séances de formation. Ainsi, les patients sont bien pris en charge dans les cabinets, ce qui améliore à son tour la qualité de l'adressage.

1.5. Changements de politique sanitaire

Les médecins traitants et les hôpitaux doivent pourvoir atteindre leurs objectifs sur le plan économique. Lapression croissante sur le TARMED, les contrôles des prestations par les caisses-maladieaux quels sont soumis les cabinets ainsi que la suppression de l'activité libérale des médecins-chefs du canton de Zurich dans le secteur ambulatoire en 2020 : tous ces éléments ne sont pas des évolutions de la politique sanitaire qui valorisent etfavorisent les prestations des cabinets et de l'activité ambulatoire. L'introduction de salaires fixes et la baisse des salaires dans les hôpitaux publics ne contribuent pas à augmenter la motivation dans les cabinets comme à l'hôpital. Les montants forfaitaires en ambulatoire sont autant de nuages menaçants qui réduisent les recettes des médecins traitants comme des hôpitaux. Finalement, l'étatisation croissante de la médecine crée malheureusement une médecine à deux vitesses avec fuite des prestataires de santé compétents vers les cliniques privées, ce qui n'est pas souhaitable. Ces tendances ne permettront pas de rendre le système de santésuisse moins cher, mais le rendront au contraire encore plus onéreux tout en réduisant la qualité de prise en charge surtout des patients qui n'ont souscrit qu'une assurance-maladie de base.

Malgré cela, nous n'oublions pas, en tant que médecins, le plus important à savoir la place centrale que nos patients occupent dans notre pratique. Aucune régulation ne nous privera de la gratitude des patients. Nous espérons que la qualité subjective des soins persistera en ambulatoire comme dans le domaine hospitalier.

Bibliographie

Chez l'auteur

2. Hyperplasie bénigne de la prostate

L'hyperplasie bénigne de la prostate fait partie des maladies les plus fréquentes de l'homme âgé (☞ illustration 2.1).

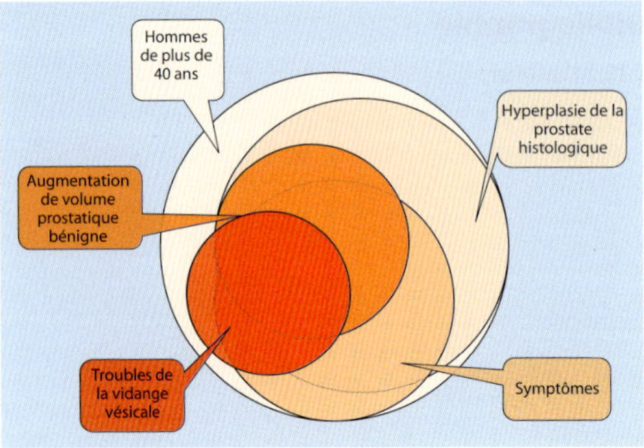

Illustration 2.1 : Le diagramme montre la relation qui existe entre le type histologique d'hyperplasie de la prostate, l'augmentation du volume prostatique et les troubles de la vidange vésicale. La taille des cercles illustre globalement la fréquence statistique.

> Contrairement aux termes synonymes souvent employés, ni le diagnostic histologique d'hyperplasie pure de la prostate ni l'augmentation de la prostate ne permettent de tirer des conclusions quant aux symptômes des patients. Ces derniers se produisent en raison de l'obstruction sous-vésicale dont l'ampleur n'a pas de rapport direct avec la taille de la prostate.

Le degré d'obstruction peut entrainer de légers symptômes mictionnels, une rétention urinaire en passant par une insuffisance urinaire d'origine prostatique. Les troubles mictionnels ainsi que les troubles de la vidange vésicale pouvant avoir différentes étiologies ; il convient de les différencier grâce à une démarche diagnostique adaptée.

La croissance et le développement de la prostate dépendent des hormones et en particulier de la testostérone qui est transformée par réduction en métabolite actif ; la dihydrotestostérone grâce à l'action de la 5α réductase dans les glandes périphériques. La croissance représente env. 3 cm^3 par an. Le débit urinaire maximum diminue de 1 ml/s tous les 5 ans, ce qui n'est pas forcément relié à une dégradation de la qualité mictionnelle.

2.1. Diagnostic

2.1.1. Anamnèse

L'obstruction prostatique se manifeste par des troubles mictionnels. On différencie

- les troubles obstructifs ou de la vidange et
- les symptômes irritatifs ou du stockage

(☞ tableau 2.1).

Symptômes de la vidange (obstructifs)
• Délai initial
• Faible jet
• Ecoulement goutte à goutte
• Durée de la miction prolongée
• Sensation de rétention post-mictionnelle
Symptômes du stockage (irritatifs)
• Pollakiurie
• Urgence mictionnelle
• Nycturie

Tableau 2.1 : Troubles mictionnels.

Les symptômes de type obstructifs sont observés en cas de difficultés de vidange de la vessie, les troubles irritatifs en cas de problèmes de remplissage de la vessie.

Les symptômes ne sont pas spécifiques d'une obstruction d'origine prostatique et peuvent être également observés dans le cadre d'autres pathologies. Les principales étiologies figurent dans le tableau 2.2.

Maladies neurologiques
• Maladie de Parkinson • Accident vasculo-cérébral • Démence • Sclérose en plaques • Apnée du sommeil
Maladies néoplasiques
• Cancer de la prostate • Cancer de la vessie
Maladies inflammatoires
• Cystite • Prostatite
Obstruction
• Obstruction de la prostate • Sclérose du col vésical • Sténose urétrale • Phimosis
Autres étiologies bénignes
• Lithiase vésicale • Vessie (détrusor) hypoactive • Vessie (détrusor) hyperactive (avec ou sans causes neurologiques)

Tableau 2.2 : Diagnostic différentiel des troubles mictionnels.

L'anamnèse mictionnelle doit être complétée par la saisie des traitements médicamenteux. De nombreux produits actifs peuvent avoir un effet délétère sur les fonctions mictionnelles. Dans la plupart des cas, l'activité anticholinergique retrouvée dans différentes classes médicamenteuses, peut être à l'origine de ces troubles.

Des scores ont été introduits afin de quantifier les problèmes mictionnels.

> Le score le plus souvent utilisé est l'IBPS (*International Prostate Symptom Score*). On parle de troubles de la miction modérée à partir de 9 points et de troubles mictionnels sévères à partir d'un score de 20 (☞ illustration 2.3)

L'utilisation de scores permet d'objectiver les troubles subjectifs des patients. Il est ainsi possible d'évaluer avec plus de précision toute réponse aux traitements ainsi que toute évolution des symptômes. Ces questionnaires sont d'autant plus utiles qu'ils peuvent être réitérés dans le temps. Un score de 0-7 évoque des troubles subjectifs légers, un score de 8-19 des troubles modérés alors qu'un score de 20-35 est en faveur de troubles sévères. Par ce biais, le cours d'une pathologie ainsi que sa progression peuvent être étudiés. Dans certaines situations (personnes âgées, barrière linguistique), la décision de son utilisation doit être soigneusement soupesée.

2.1.2. Examen clinique

L'examen clinique est obligatoire. On palpe une vessie extrêmement pleine, en situation sus-pubienne. Une hypersensibilité des loges rénales doit être recherchée. Il convient d'examiner l'appareil génital externe ainsi que le méat urinaire sans oublier de pratiquer un toucher rectal. Ce dernier est réalisé chez les patients en position génu-cubitale ou allongés sur le côté. Cet examen permet d'évaluer la taille de la prostate, de rechercher l'existence d'une douleur et d'apprécier sa consistance. Les cancers qui n'expriment pas ou peu le PSA ne peuvent être diagnostiqués que par cette méthode.

2.1.3. Biologie

Un dosage de la créatinine sérique est recommandé. Le dosage du PSA est abordé dans le chapitre 4.

L'examen urinaire fait partie des examens de base en cas d'obstruction prostatique. Il permet surtout de diagnostiquer ou d'éliminer d'autres pathologies (en particulier les infections). En cas d'anomalies à la bandelette urinaire ; il convient de prescrire une analyse du sédiment urinaire voire un examen cytobactériologique des urines.

2.1.4. Imagerie

L'échographie fait partie du bilan initial. Un résidu post-mictionnel important, de plus de 100 ml, est un signe de décompensation débutante du détrusor et est à l'origine de certaines complications dues à l'obstruction prostatique. L'échographie permet également une évaluation de l'anatomie de la prostate et des reins. L'échographie transrectale permet une exploration plus précise du volume prostatique et sert de guide lors de biopsies de la prostate. En cas de suspicion de cancer de la prostate, l'IRM s'est imposée comme l'examen standard. Les lésions suspectes de la prostate peuvent faire l'objet de biopsies guidées par fusion d'images IRM-échographie transrectale.

	Jamais	Moins d'une fois sur cinq	Moins d'une fois sur deux	A peu près dans la moitié des cas	Dans plus de la moitié des cas	Presque toujours
Combien de fois avez-vous eu l'impression que la vessie ne se vide pas complètement après avoir uriné ?	0	1	2	3	4	5
Combien de fois par jour ressentez-vous le besoin d'uriner alors que la dernière miction remonte à moins de deux heures ?	0	1	2	3	4	5
Combien de fois vous arrêtez-vous d'uriner puis ressentez-vous le besoin d'uriner de nouveau au cours de la même miction ?	0	1	2	3	4	5
Combien de fois éprouvez-vous des difficultés de retenir vos urines ?	0	1	2	3	4	5
Combien de fois avez-vous constaté un faible jet d'urine lors de la miction ?	0	1	2	3	4	5
Combien de fois devez-vous pousser ou forcer en début de miction ?	0 (jamais)	1 (une fois)	2 (deux fois)	3 (trois foix)	4 (quatre fois)	5 (cinq fois ou plus)
Combien de fois en moyenne vous levez-vous la nuit pour uriner ?	0 (excellent)	1 (satisfait)	2 (plutôt satisfait)	3 (mixte; en partie satisfait, en partie insatisfait)	4 (globalement mécontent)	5 (mécontent)
Que ressentiriez-vous si les symptômes dont vous souffrez actuellement au cours de la miction ne devraient plus changer ?	0	1	2	3	4	5

Tableau 2.3 : Questionnaire mictionnel. Toutes les questions concernent les mictions du mois précédent.

2.1.5. Débimétrie urinaire

La débitmétrie urinaire est une exploration très utile et non invasive. Le volume urinaire doit être supérieur ou égal à 150 ml auquel cas l'examen n'est pas très conclusif. Le paramètre le plus important est le débit urinaire maximal. Si le débit est supérieur à 15 ml/s ; une obstruction est plutôt improbable.

> La persistance d'un débit urinaire maximal inférieur à 10 ml/s est presque toujours due à une obstruction prostatique.

2.1.6. Bilan urodynamique

Une autre exploration urodynamique est l'étude despressions-débits. La pression intra-vésicale peut être déterminée par l'intermédiaire de cathéters vésicaux et rectaux au moment du remplissage continu et de la vidange vésicale. Cet examen n'est pas toujours indispensable mais devrait être pratiqué en cas de questions précises ou devant l'existence de certains symptômes : par exemple encas de très petits volumes mictionnels (<150 ml), de résidus post-mictionnels importants (>300 ml), chez les patients <50 ans ou >80 ans ou en cas d'interventions chirurgicales non fructueuses. Le bilan urodynamique permet d'évaluer avec précision les origines des troubles de la vidange vésicale ainsi que les succès et risques d'un traitement chirurgical (p. ex. incontinence post-opératoire). L'exploration est invasive et onéreuse et n'est indiquée qu'en cas de questions bien précises.

2.2. Traitement

L'initiation d'un traitement dépend de la sévérité des symptômes de même que de l'impression de gêne ressentie par le patient et de la détérioration de sa qualité de vie. Au début de la maladie notamment, un entretien thérapeutique sur les origines et l'évolution des symptômes peut faire partie du traitement. De nos jours, il est d'usage de tenter un traitement médicamenteux en première intention. Dans la plupart des cas, un traitement médicamenteux peut retarder, voire prévenir une intervention chirurgicale.

2.2.1. Traitement médicamenteux

2.2.1.1. Phytothérapie

Diverses études cliniques contrôlées contre placebo ont montré que l'utilisation de produits phytothérapiques tels que les extraits de palmier nain, améliorait le débit urinaire maximal en débitmétrie et l'IPSS comme lors de la prise d'alphabloquants et de dutastéride. La prescription en première intention est justifiée en raison du profil d'effets secondaires plus favorable. Actuellement, de nombreuses préparations contenant des extraits de palmier nain sont disponibles sur la liste des spécialités LS.

2.2.1.2. α-bloquants

Les principes actifs les plus utilisés de nos jours sont la silodosine et la tamsulosine. Ces deux médicaments sont assez semblables en termes d'efficacité et ne se différencient que par leurs effets secondaires. L'efficacité est clairement documentée, 60-70% des patients répondent au traitement. L'efficacité thérapeutique est constatée rapidement, le plus souvent en quelques jours. L'effet repose sur le relâchement du col de la vessie et des muscles lisses de la prostate ; un lien de causalité n'a toutefois pas été démontré en ce qui concerne l'obstruction prostatique. Les effets secondaires et en particulier l'hypotension orthostatique imposent un arrêt du traitement dans environ 10% des cas, un traitement antihypertenseur peut être éventuellement diminué. Sous silodosine, les effets secondaires cardiaques et surtout les vertiges sont plus rarement observés. Les effets secondaires sexuels comme l'éjaculation rétrograde consécutive à la relaxation du col vésical sont toutefois plus fréquents que lors de la prise de tamsulosine. Une congestion nasale, des céphalées, un sentiment de tristesse ainsi qu'une tachycardie réflexe sont plus rares. Les valeurs du PSA ne sont pas influencées par le traitement.

> Le traitement médicamenteux ne doit pas être poursuivi si aucune amélioration n'a été constatée après plusieurs semaines de traitement. Il convient alors de rechercher une autre étiologie aux troubles mictionnels.

2.2.1.3. Inhibiteur de la 5α-réductase

Les principes actifs sont le finastéride et le dutastéride. La production de dihydrotestostérone active qui a lieu dans la prostate est inhibée, ce qui entraîne une diminution du volume prostatique. La croissance de la prostate est ainsi bloquée. Le traitement est causal et permet une réduction du volume de la prostate d'environ 20-30%. De même que l'obstruction prostatiquese développe progressivement, l'effet du médicament met un certain temps à agir. Le succès thérapeutique n'est observé qu'après un délai de trois à six mois. Le traitement est particulièrement efficace chez les patients qui présentent une prostate volumineuse. Les effets secondaires les plus importants sont la baisse dela libido, les dysfonctions érectiles et les troubles de l'éjaculation. Une gynécomastie est observée chez 1-2% des patients. Lors de l'utilisation du finastéride pour l'indication chute de cheveux, on a observé une augmentation du risque de dépressions par un facteur de un à quatre. Les effets secondaires sont souvent réversibles. Il convient de signaler que l'administration d'un inhibiteur de la 5α-réductase s'accompagne d'une diminution du taux de PSA d'au moins 50% ce qui doit être pris en considération lors des dépistages et des périodes de suivi.

> On ignore s'il existe un rapport entre les inhibiteurs de la 5α-réductase et le caractère agressif du cancer de la prostate. Par conséquent, au cours d'un traitement de finastéride ou de dutastéride, il est conseillé de surveiller le taux de PSA. En cas d'augmentation légère du PSA ; une exploration urologique est recommandée.

2.2.1.4. Anticholinergiques

Ces médicaments peuvent s'avérer utiles en cas de symptomatologie principalement irritative. Le principal inconvénient est que l'utilisation de ces principes actifs peut entrainer une rétention urinaire. Il est donc indispensable de contrôler le résidu post-mictionnel au cours du traitement. Chez l'homme âgé, il faut aussi tenir compte de l'atteinte des fonctions cognitives (cf. chapitre 10. Troubles fonctionnels de la vessie).

2.2.1.5. Beta-3 agonistes

Ces médicaments peuvent aussi être utilisés en cas de symptômes principalement irritatifs même si des études cliniques spécifiques relatives à l'obstruction prostatique font défaut. La tolérance de cette classe médicamenteuse est nettement meilleure que celle des anticholinergiques (cf chapitre 10. Troubles fonctionnels de la vessie).

2.2.1.6. Inhibiteur de la phosphodiestérase

Ces principes actifs sont utilisés dans le traitement des dysfonctions érectiles. Une amélioration des symptômes mictionnels a été démontrée pour tous les inhibiteurs de la phosphodiestérase autorisés. Pour le tadalafil, une amélioration concomitante du débit urinaire maximal a été observée. Ce médicament est autorisé pour le traitement de l'obstruction prostatique ainsi quedes dysfonctions érectiles associées. Le mécanisme d'action n'est pas très clair. Ce médicament n'est pas remboursé par la caisse maladie.

2.2.1.7. Associations thérapeutiques

> - Une association d'α-bloquants et de 5α-réductase représen3te le traitement le plus efficace.
> - Initialement les deux principes actifs sont prescrits. Après 6 mois de traitement ; il est alors possible d'arrêter les α-bloquants.
> - D'une part, les symptômes disparaissent rapidement, d'autre part le volume de la prostate diminue.

Une association d'anticholinergiques et d'α-bloquants est également possible. Les symptômes de remplissage persistants peuvent être traités surtout en l'absence de réponse aux α-bloquants seuls. En règle générale, il convient d'éliminer préalablement les autres étiologies responsables des symptômes urinaires persistants. En raison du risque de rétention urinaire, le résidu post-mictionnel doit être contrôlé.

2.2.2. Traitement chirurgical

2.2.2.1. Résection transurétrale de la prostate

> Le gold standard pour un volume prostatique de moins de 80 ml est la résection transurétrale électrique de la prostate.

Le traitement chirurgical va de pair avec une hospitalisation de quelques jours. Le geste opératoire peut être pratiqué sous rachi-anesthésie ou sous anesthésie générale. Un traitement par les salicylates indispensable ne doit pas être nécessairement arrêté. Dans ce cas, les complications à type d'hémorragies sont toutefois plus fréquentes. Le risque de transfusions est inférieur à 5%, même dans les hôpitaux universitaires. Le taux de reprises opératoires en post-opératoire immédiat est de 2-3%. Les incontinences post-opératoires dans un contexte d'obstruction bénigne de la prostate sont très rares de nos jours. Les fonctions sexuelles restent en général inchangées, mis à part bien sûr l'éjaculation rétrograde. Certains patients présentent une amélioration de la fonction érectile. La période post-opératoire est caractérisée par des troubles mictionnels irritatifs qui s'améliorent lentement lors de la guérison de la plaie interne.

En raison du risque croissant de complications lors d'un temps opératoire supérieur à une heure ; le volume de la prostate ne doit pas dépasser 80 ml.

Le taux de reprises opératoires en raison d'une complication tardive se produit selon une incidence d'un cas sur 100 interventions par an. Les étiologies les plus fréquentes sont la récidive de l'obstruction prostatique, la sténose urétrale et la sclérose du col de la vessie. Les indications du traitement chirurgical sont illustrées dans le tableau 2.4.

Obstruction bénigne de la prostate – Indications du traitement chirurgical
• Rétention urinaire (Résidu post-mictionnel >100-150 ml)
• Infections des voies urinaires récidivantes
• Rétention urinaire (récidivante)
• Lithiase vésicale
• Insuffisance rénale d'origine prostatique
• Diverticule de la vessie
• Troubles mictionnels invalidants malgré le traitement médicamenteux

Tableau 2.4 : Indications du traitement chirurgical de l'obstruction bénigne de la prostate.

2.2.2.2. Enucléation de l'adénome de la prostate (robot-assistée)

L'énucléation de l'adénome à ciel ouvert représente la technique opératoire la plus ancienne pour l'indication obstruction de la prostate. Grâce à un abord sus-pubien, l'adénome est énucléé manuellement soit à partir de la vessie soit à travers la capsule prostatique. Le succès thérapeutique de la technique a été clairement décrit dans de nombreuses publications. La technique à ciel ouvert est associée à un taux de transfusions de 15% et un taux d'incontinence urinaire (provisoire) inférieur ou égal à 10% dans les séries de cas modernes. De nos jours, l'utilisation de robots et l'ajustement de la technique opératoire font que les transfusions péri-opératoires sont devenues une rareté. L'abord extra-vésical avec anastomose du col vésical au niveau de la loge prostatique n'entraine plus d'incontinence d'urgence post-opératoire.

> L'adénectomie prostatique robot-assistée permet d'obtenir les mêmes succès thérapeutiques que ceux de la chirurgie à ciel ouvert tout en ayant un taux de complications considérablement plus faibles. C'est la raison pour laquelle cette technique est devenue la méthode standard pour le traitement des prostates dont le volume >80 ml.

2.2.2.3. Traitement laser de l'obstruction prostatique

Lors du traitement laser de la prostate, une énucléation trans-urétrale de l'adénome est pratiquée le long de la capsule. Le tissu prostatique doit être découpé en morceaux (morcelé) dans la vessie en fin d'intervention. Cette méthode permet de traiter des prostates de 30 à 150 ml. En comparant les méthodes thérapeutiques RTUP et énucléation de l'adénome (robot-assistée), on retrouve des résultats semblables en termes d'amélioration du débit urinaire et de diminution des symptômes. Le traitement laser qui s'accompagne d'un risque hémorragique plus faible, présente parcontre un risque accru de sténoses urétrales en cas de prostates plus volumineuses et du temps opératoire trans-urétral plus long. Les modalités laser utilisées actuellement ; le thulium et l'holmium, ne présentent pas de grandes différences sur le plan du profil d'utilisation.

2.2.2.4. Autres techniques opératoires

Au cours des dernières années, un grand nombre de techniques interventionnelles ou opératoires ont été décrites pour l'indication obstruction prostatique. La plupart de ces méthodes n'ont pas encore fait l'objet d'études randomisées par rapport aux techniques standard (RTPUP, énucléation de l'adénome). C'est la raison pour laquelle seules quelques-unes de ces techniques sont abordées dans ce recueil.

L'embolisation de l'artère prostatique pratiquée par les radiologues spécialisés en médecine interventionnelle, a montré une amélioration du débit urinaire et des troubles mictionnels nettement moins bonne que la technique RTUP dans les essais cliniques. Le temps opératoire est significativement pluslong et seuls certains groupes de patients ayant un risque important de saignement, tirent profit de cette technique.

Avec la **méthode Urolift**, de petits implants capables de s'auto-verrouiller sont introduits dans l'urètre et permettent de comprimer la prostate. Cette technique qui apporte une amélioration plus discrète des symptômes par rapport à la technique RTUP, peut être pratiquée sous anesthésie locale et s'accompagne d'un faible risque hémorragique avec conservation de l'éjaculation.

Dans la technique de **traitement de la prostate à la vapeur d'eau** (Rezum), cette dernière est appliquée dans la prostate au cours d'une sédation. Une nécrose du tissu obstructif et une amélioration des symptômes et du débit urinaire en découlent. Les effets maximums du traitement sont obtenus après 3 mois. Le temps opératoire et le risque hémorragique sont plus faibles que dans la technique RTUP, l'éjaculation est le plus souvent conservée. L'amélioration du débit urinaire et de la symptomatologie par rapport à la technique RTUP ne peut pas encore être évaluée actuellement.

2.3. Remarques

2.3.1. Rétention urinaire

En règle générale, grâce à l'anamnèse et l'examen clinique ; le diagnostic d'une rétention urinaire est facile à poser. Il est toutefois plus compliqué chaque fois que l'interrogatoire est difficile à mener comme chez les patients atteints de démence. De temps en temps, une rétention urinaire peut être à l'origine d'une hospitalisation pour abdomen chirurgical. Sur le plan thérapeutique, il convient de poser une sonde urinaire à demeure. Si le taux de créatinine est normal, la sonde pourra être pourvue d'une valve, dans les autres cas, la sonde sera connectée à un sac collecteur jusqu'à normalisation des valeurs rénales. Il est conseillé de laisser couler l'urine toutes les 2-3 heures afin de stimuler le tonus musculaire vésical. Un cathétérisme unique n'est judicieux qu'en cas de rétention urinaire réflexe. Un essaide sevrage de la sonde doit être tenté dans les quelques jours qui suivent. Dans ce cas, la prise de α-bloquants peut s'avérer judicieuse. La quantité d'urine initialement évacuée doit être quantifiée. Cette quantité a une importance pronostique. Lorsque plus de 1000 ml d'urine s'écoulent, une tentative d'ablation de la sonde est rarement couronnée de succès.

2.3.2. Cathétérisme

Le cathétérisme s'impose en cas de rétention urinaire. Après désinfection, un gel contenant un agent de désinfection et un anesthésique local est introduit dans l'urètre. Il convient de patienter quelques temps afin de laisser agir l'anesthésique. Une quantité de gel de 10 ml suffit à remplir l'urètre d'un patient. Les sondes sont constituées de silicone, les sondes en latex sont devenues obsolètes en raison des sténoses de l'urètre. La sonde urinaire doit avoir un calibre de 14 ou 15 Charrière, les sondes plus fines sont difficiles à diriger, les plus larges sont désagréables pour les patients. La mise en place est facilitée lorsque la sonde est dotée d'un embout Tiemann. Il est crucial d'étirer la verge lors de l'introduction de la sonde. Le ballonnet ne doit être gonflé que lorsque l'on s'est assuré que la sonde ait bien atteint la vessie. Dans ce cas, elle doit pouvoir coulisser sans résistance et ramener de l'urine. Souvent, l'œillet de la sonde se bouche en raison du lubrifiant qui s'y est accumulé. Ce bouchon peut être éliminé lors d'efforts de toux du patient ou en appuyant sur la vessie, dans la région sus-pubienne. Si le patient ressent des douleurs lors du remplissage du ballonnet ; cela signifie que la sonde urinaire n'est pas posée correctement et qu'elle doit être ôtée immédiatement.

Bibliographie

Chez l'auteur

3. Phytothérapie dans le cadre des maladies bénignes de la prostate

3.1. Physiopathologie de l'hyperplasie de la prostate et mécanismes d'action potentiels de la phytothérapie

A partir de la quarantaine, on observe une augmentation de volume de la prostate en raison des variations de concentration des hormones sexuelles. Le déséquilibre entre les androgènes et les œstrogènes entraîne une augmentation d'activité de la 5α-réductase avec élévation consécutive de la dihydrotestostérone (☞ illustration 3.1).

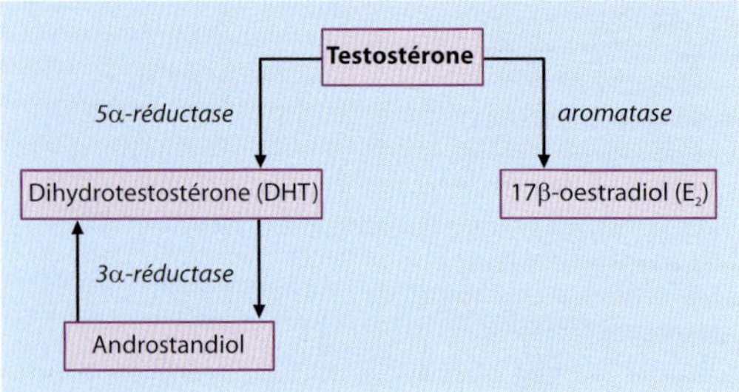

Illustration 3.1 : Physiopathologie de l'HBP.

Le taux élevé d'androstandiol et d'œstrogènes associé aux processus inflammatoires stimulent la croissance glandulaire péri-urétrale de la prostate.

> Les mécanismes d'action potentiels de la phytothérapie reposent sur des effets anti-inflammatoires, anti-prolifératifs, anti-spasmodiques et anti-androgéniques ainsi que sur une inhibition enzymatique de la 5α-réductase et des aromatases.

Les principes actifs sont des extraits de fruits, feuilles ou racines de diverses plantes (☞ illustration 3.2). Un grand nombre de préparations phytothérapiques (plus de 30 principes actifs) font l'objet d'études dans le cadre du traitement de l'hyperplasie bénigne de la prostate (HBP). Il est question par la suite de diverses préparations classées selon leur origine :

- Extraits de fruit du palmier nain (*Sabal serrulata, Serenoa repens*)
- Extraits de racines d'ortie (*Urtica dioica*)
- Extraits de citrouille (*Cucurbita pepo*)
- Phytostérols (*Hypoxis rooperi*, β-sitostérol)
- Associations thérapeutiques

Extraits de fruit du palmier nain (a)	*Sabal serrulata, Serenoa repens*
Hypoxissud africaine (b)	*Hypoxis rooperi*
Phytostérols, racines de pins	
Racines d'ortie (c)	*Urtica dioica*
Graines de citrouille (d)	*Cucurbita pepo*
Extraits de pollen (e)	p. ex. pollen de seigle (*Secale cereale*)
Écorce du prunier africain	*Pygeum africanum*

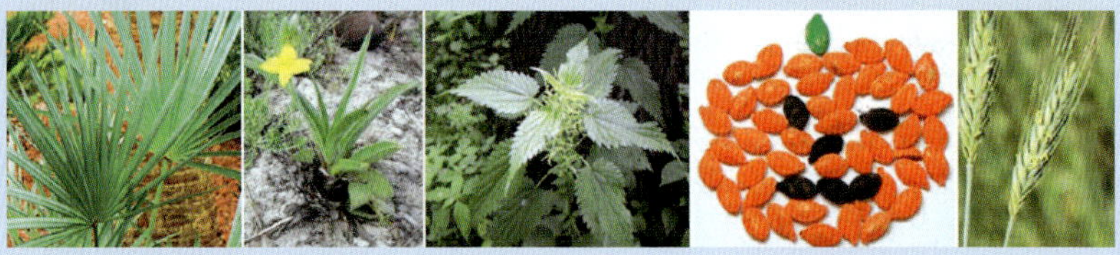

a b c d e

Illustration 3.2 : Extraits de plantes les plus fréquentes utilisées dans le traitement de l'hyperplasie bénigne de la prostate.

Des différences considérables en termes de techniques d'extraction et de standards de qualité ont été observées. Les effets secondaires des principes actifs sont rares, légers et comparables à ceux des placébos dans la plupart des études cliniques.

3.2. Etudes actuelles

Parmi les traitements phytothérapiques de l'HBP, les **extraits du fruit du palmier nain** sont ceux qui ont généré le plus grand nombre d'études cliniques et de méta-analyses. Parmi les extraits de fruit du palmier nain, on distingue les extraits hexaniques (EPNH) et non hexaniques (nEPNH). Les extraits de lipostérol n-hexaniques ont surtout été étudiés dans le cadre de nombreux essais cliniques. Les extraits lipostérol n-hexaniques ont eu un effet significativement supérieurau placebodans la réduction des nycturiesainsi que dans l'augmentation du débiturinaire. Il a été démontré que la prise d'extraits de lipostérol n-hexaniques pendant 26 semaine sa entrainé une amélioration de l'IPSS et du débit urinaire comparable à celle observée lors de l'administration de tamsulosine ou lors du traitement à court terme par finastéride.

L'impact sur les fonctions sexuelles a été nettement moins important par rapport à la tamsulosine (éjaculation rétrograde) et au finastéride (dysfonction érectile, baisse de la libido). Une autre méta-analyse a confirmé ces résultats. Une revue systématique publiée récemment comportant une méta-analyse en réseaun'a inclusque des études prospectives randomisées. Après une période de suivi de 12 mois, une efficacité significative a été mise en évidence ; l'effet étant plus marqué pour les EPNH que pour les nEPNH. Dans les recommandations actuelles de la Société Européenne d'Urologie (EAU), seuls les EPNH sont inclus dans l'analyse, car ils représentent les seules substances phytothérapiques qui selon le comité des médicaments issus des plantes des instances européennes en matière de santé (HMPC) ont un « effet médical général » (dits *à usage médical bien établis*). Selon les directives, la prise d'EPNH peut être considérée chez tous les hommes qui souffrent d'HBP et qui veulent éviter les effets secondaires en particulier ceux qui touchent les fonctions sexuelles.

Il existe de nombreuses **associations** phytothérapiques proposées par divers fabricants pour l'indication HBP. Les préparations se distinguent surtout par leur composition et le nombre d'études cliniques et précliniques existantes. Dans le groupe des associations thérapeutiques, on dispose actuellement du plus grand nombre de données concernant l'association Prostaplant®-F comportant des extraits d'ortie et de fruit du palmier nain (PRO 160/120). Après 24 semaines de prise, PRO 160/120 a entrainé une réduction des scores de l'IPSS de 6 points par rapport à une réduction de 4 points dans le groupe placebo. Après 24 semaines, tous les patients ont été traités par le princeps et ont fait l'objet d'un suivi jusqu'à la semaine 96. Une réduction de l'IPSS de 9 points par rapport au score initial a été observée, le débit urinaire maximal s'est amélioré de 2,0 ml/s. Dans une étude randomisée, une réduction des symptômes semblable à celle obtenue lors de la prise de tamsulosine, a été observée après 60 semaines de traitement. Il n'a été constaté aucune différence significative sur le plan statistique entre le finastéride et PRO 160/120 en termes d'amélioration du débit urinaire maximal pendant une période de suivi de 2 ans. En ce qui concerne les effets secondaires, PRO 160/120 a eu nettement moins d'impact sur

	Inhibiteurs de 5α-réductase (finastéride)	Alpha-bloquants (tamsulosine)	Palmier nain	Extraits d'ortie
Inhibition de la 5α-réductase	+		+	
Inhibition des aromatases			+	+
Blocage des récepteurs-α1		+	+	
Anti-inflammatoires			+	+
Anti-prolifératif	+		+	+
Réduction du volume prostatique	+			
Immunomodulateurs				+

Tableau 3.1 : Mécanismes d'action des extraits de palmier nain (sabal) et d'ortie (urtica).

les fonctions sexuelles (diminution du volume de l'éjaculat, dysfonction érectile) que le finastéride.

> En conclusion, dans des études randomisées, l'association thérapeutique PRO 160/120 a fait preuve d'une efficacité supérieure au placebo et un effet semblable aux préparations synthétiques en termes d'amélioration de l'HBP.

Les extraits d'ortie sont utilisés en cas de symptômes du bas appareil urinaire (LUTS) aussi bien en monothérapie qu'en association thérapeutique. L'état actuel des connaissances relatif aux monothérapies étant contradictoire ; il est encore trop tôt pour porter un jugement définitif sur leur effet thérapeutique.

Les extraits de citrouille sont également utilisés sous forme de monothérapie et d'associations thérapeutiques et les données sont aussi contradictoires. Parmi les phytostéroles, un effet significatif a été attribué à la β-sitostérine. On dispose de deux études contrôlées contre placebo sur une période de 6 mois qui ont montré une réduction de l'IPSS de même qu'une amélioration du débit urinaire. En raison de la période de suivi réduite ainsi que de l'effet thérapeutique marqué dans le groupe traité par le placebo, l'évaluation définitive de l'effet thérapeutique des phytostéroles n'est pas encore connue.

3.3. Conclusions pour la pratique clinique

A la lumière des études existantes et des populations évaluées dans les essais cliniques, il convient de prendre en considération une phytothérapie chez les patients qui présentent des troubles mictionnels légers à modérés. Par ailleurs, lorsqu'un traitement médicamenteux de l'HBP est envisagé, il est important de tenir compte des attentes des patients vis-à-vis du traitement ainsi que du spectre d'effets secondaires. Les préparations phytothérapiques ont acquis de l'importance chez les patients plus jeunes qui présentent des troubles légers à modérés sachant que les alpha-bloquants peuvent générer des atteintes des fonctions sexuelles et que la prise d'inhibiteurs de la 5α-réductase peut s'accompagner de troubles érectiles avec baisse de la libido. Lors de l'évaluation critique des données actuelles, les EPNH ainsi que les associations thérapeutiques telles que PRO 160/120 ont rempli les conditions des études randomisées à long terme.

3.4. Conclusion

Les données concernant les traitements phytothérapiques de l'hyperplasie bénigne de la prostate (HBP) restent contradictoires. C'est la raison pour laquelle chaque préparation doit être considérée séparément ; les techniques d'extraction et la composition divergeant d'un produit à l'autre. Certaines préparations telles que les extraits hexaniques du fruit du palmier nain (EPNH) et les associations d'extraits de fruit du palmier nain et d'extraits de racines d'ortie (PRO 160/120) ont entrainé une amélioration significative des symptômes et ont été aussi efficaces que les médicaments synthétiques standards de l'HBP.

Les substances phytothérapiques sont caractérisées par une bonne tolérance, un profil d'effet secondaire favorable et l'absence d'atteintes des fonctions sexuelles. La phytothérapie dispose de suffisamment de données issues d'études cliniques randomisées. Elle est indiquée chez les patients qui présentent une symptomatologie légère à modérée en particulier chez ceux qui refusent les médicaments synthétiques ou qui ne tolèrent pas leurs effets secondaires. Les directives actuelles de l'EAU recommandent les EPNH comme traitement médicamenteux pour tout patient qui préfère éviter une atteinte de leur fonction sexuelle.

Bibliographie

Chez l'auteur

4. PSA et cancer de la prostate

4.1. Epidémiologie

Le cancer de la prostate représente une entité particulière qui, cliniquement, peut arborer plusieurs formes. D'une part, il existe des cancers de la prostate prévalents qui sont mis en évidence de manière fortuite dans le tissu prostatique réséqué par RTUP ou dans le cadre d'autopsies. En microscopie optique, ces cancers de la prostate se caractérisent souvent par une très bonne différenciation avec conservation des glandes et un score de Gleason de 3+3 généralement (ce qui correspond au groupe ISUP 1 dans la nouvelle nomenclature). En termes d'évolution, on compte des formes à évolution lente à très lente. D'autre part, on observe des cancers de la prostate agressifs qui sont à l'origine de métastases osseuses voire viscérales. Ils entraînent une mortalité élevée, génèrent des coûts importants et sont en fait responsables de la mortalité spécifique de la tumeur. Alors que la première entité fait l'objet soit d'une surveillance active (chez l'homme dont l'espérance de vie >10 ans, « *active surveillance* », toujours curatif) soit d'une surveillance jusqu'à l'apparition éventuelle de symptômes (« *watchful waiting* ») avec instauration d'un traitement symptomatique à ce moment-là. La deuxième entité doit en revanche être traitée si possible immédiatement et de façon agressive. Dans la littérature, on parle également de maladie à deux visages « *two-faced disease* ». Le problème du dépistage précoce réside dans le fait que c'est surtout la première entité cancéreuse qui est détectée alors que la deuxième est responsable de la mortalité, des coûts et de la morbidité. Dans le cadre de la première entité, on parle souvent de surdiagnostic.

4.2. Dépistage par le PSA en pratique

En pratique, avant de réaliser un dosage du PSA, il est crucial d'informer le patient avec une valeur du PSA dans une zone grise

- a) que cette valeur n'est pas tumeur-spécifique et peut être élevée en cas d'infections ou dans les suites d'un orgasme ;
- b) qu'une valeur élevée et la biopsie consécutive peuvent détecter des cancers peu agressifs tel que mentionné ci-dessus. Ces cancers bien différenciés doivent alors faire l'objet d'une surveillance ; la présence d'un cancer plus agressif ne pouvant être éliminé de manière certaine malgré l'IRM et les biopsies sériées en raison des sampling errors.

Ce n'est qu'après avoir communiqué ces deux informations au patient que le médecin pourra déterminer la valeur du PSA.

Quelle est donc la valeur normale chez l'homme ?

- Sur la base de la population, 50% des hommes entre 50 et 75 ans ont une valeur du PSA comprise entre 0 et 1 ng/ml
- Dans 30% des cas, la valeur se situe entre 1 et 2 ng/ml et dans 10% entre 2 et 3 ng/ml
- Un groupe d'une taille à peu près semblable au groupe précédent (10%) a des valeurs >3 ng/ml

Si l'on prend la répartition de fréquencepour définir la normalité, une valeur maximale de 2 ng/ ml peut être considérée comme « normale ». Autrefois, en se référant aux études de dépistage, la valeur limite était comprise entre 3 à 4 ng/ml. Et c'est là que commencent les problèmes du dépistage précoce. Il a été démontré dans une étude clinique fréquemment citée que même pour des valeurs inférieures à 4 ng/ml, la prévalence du cancer reste élevée. S'agit-il bien« du cancer de la prostate » qu'il convient de diagnostiquer ? La réponse est clairement **non**. Seuls les cancers de la prostate ayant une importance clinique sont dignes d'intérêt pour les praticiens ; la prévalence du cancer de la prostate est élevée et a été décrite dans des études cliniques dès 1950 puis de nouveau confirmée par les études actuelles portant sur les autopsies. C'est la raison pour laquelle le « *number needed to screen* » c'est-à-dire le nombre de patients présentant un cancer de la prostate que l'on doit détecter afin de prévenir le décès d'un homme atteint d'un cancer de la prostate est élevé. Les études cliniques européennes de grande envergure, telles que l'ERSPC ont maintes fois prouvé qu'un dépistage basé sur le PSA pouvait réduire la mortalité d'au moins 20-30% en présentant toutefois un inconvénient ; celui du surdiagnostic. Afin d'éviter ce dernier, la décision de pratiquer une biopsie de la prostate doit être soigneusement soupesée. Le même problème se pose pour les cancers du sein et de la thyroïde. L'étude américaine PLCO n'a toutefois pas retrouvé de réduction de la mortalité. On ne devrait pas s'étonner de ce résultat dans la mesure où le groupe témoin avait aussi bénéficié d'un dosage du PSA dans 90% des cas (« contamination du groupe témoin »). En effet, les patients appartenant au groupe témoin avaient réalisé un dosage du PSA de leur propre chef. Ainsi, dans l'étude PLCO, on assiste à une comparaison non pas entre le groupe ayant dosé le PSA versus le groupe témoin mais entre un dosage du PSA organisé et non organisé. A ce propos, nombres d'auteurs ont fait le commentaire suivant : « *L'essai PLCO a comparé des oranges avec des oranges et n'a trouvé aucune différence* ». Malgré cela, le préjugé selon lequel la valeur du PSA n'aurait aucun avantage en termes de réduction de la mortalité persiste.

4.3. Calcul du risque et évaluation de la nécessité d'une biopsie de la prostate

> Une biopsie prostatique est à débattre en cas de valeur pathologique du PSA et/ou d'un toucher rectal suspect avec tuméfaction indurée et noueuse.

L'indication de la biopsie doit être bien réfléchie. Le profil de comorbidité chez les patients dont l'espérance de vie est d'au moins 10 ans (« *do biopsy only in men who will benefit from treatment* »), les effets secondaires du traitement potentiel ainsi que la détection de tumeurs indolentes doivent guider la décision. Ce n'est qu'après avoir fait cette démarche qu'une biopsie doit être considérée (« ***informed decision making*** »). Il est conseillé de corréler la valeur du PSA au volume glandulaire et de pratiquer une biopsie seulement à partir d'un certain seuil de risque. Les outils de calcul de risque validés sont par exemple ceux désignés par le terme « SWOP » de l'essai sur le PSA de Rotterdam. Ce calculateur, qui est gratuit et disponible dans le net, permet une estimation multi-variable du risque.

Afin de détecter les tumeurs importantes sur le plan clinique aussi précocement que possible et de ne pas biopsier « les tumeurs de bas grade « inoffensives » des patients âgés ; des valeurs seuils « *cut-off* » âge-dépendantes ont été proposées. Toutefois, les valeurs-seuil ne sont pas très utiles ; les prostates volumineuses exprimant automatiquement des valeurs du PSA supérieures à celles des prostates de petit volume. De plus, des inflammations infra-cliniques peuvent entrainer une élévation du taux de PSA. Un traitement antibiotique *ex juvantibus* n'est clairement pas indiqué mais plutôt un calcul du risque comme énoncé ci-dessus.

Dans le passé, on considérait comme suspecte toute augmentation du taux de PSA de 0,25, 0,5 ou 0,75 ng/ml par an. Actuellement, la cinétique du PSA n'est plus recommandée en raison des résultats faux-positifs.

Le deuxième marqueur important est le ratio c'est à dire le pourcentage de PSA libre par rapport au PSA total. Lorsque le rapport est inférieur à 20% ; une agressivité accrue a été mise en évidence par certaines études. De plus, le *Prostate Health Index* (PHI) c'est à dire le dosage de différentes kallikréine set du PSA, a montré des résultats prometteurs. La plupart des autres tentatives visant à améliorer la valeur prédictive du dosage du PSA par de nouveaux marqueurs sériques ont globalement échoué. Jusqu'à 50% des cancers de la prostate diagnostiqués dans l'étude de dépistage européenne ont été moins agressifs et donc au moins en partie « non significatifs ». Chez ces patients ayant une bonne espérance de vie, peu de comorbidités et un cancer prostatique ne nécessitant aucun traitement, un suivi actif à intervalles réguliers doit être pratiqué, jalonné par des dosages du PSA et des biopsies prostatiques, afin de de dépister dans les temps une rare progression de la maladie (« *Active Surveillance* », ☞ tableau 4.1). Cette approche permet de réduire les surtraitements souvent critiqués.

Valeurs du PSA	
PSA <1,0 ng/ml	Nouveau dosage dans 4 ans maximum
PSA 1,0-2,0 ng/ml	Nouveau dosage dans 3 ans maximum
PSA 2,0-3,0 ng/ml	Nouveau dosage dans 1 an
Active Surveillance	
Dosage du PSA	2 ×/an
Biopsie prostatique	1 ×/an
Probabilité de cancer de la prostate agressif à la biopsie (Score de Gleason ≥7), biopsie transrectale, âge moyen de 69 ans	
PSA <1 ng/ml	0,5%
PSA 1-2 ng/ml	2%
PSA 2-3 ng/ml	5%
PSA 3-4 ng/ml	7%

Tableau 4.1 : Fréquences des dosages du PSA et des biopsies et probabilité de cancer prostatique agressif.

Avant de procéder à un dosage du PSA ou une biopsie, le patient doit être informé qu'il est possible qu'une tumeur non significative voire un cancer ayant une importance sur le plan clinique soit diagnostiqué. De même, il doit connaitre les différentes étapes d'un traitement potentiel. Des valeurs du PSA faussement majorées sont quelques fois observées en cas de prostates volumineuses, de prostatite aigüe (infra-clinique), de rétention urinaire aigüe ou de manipulations de la prostate comme au cours d'un cathétérisme, massage prostatique ou de trajets envélo prolongés. Une éjaculation est proscrite dans les 3 jours précédant un dosage de PSA ; le temps de demi-vie du PSA lié aux protéines étant de 2-3 jours.

4.4. Imagerie

Au cours des dernières décennies, l'imagerie permettant le diagnostic des cancers de la prostate a bénéficié de nombreuses améliorations. L'imagerie par résonance magnétique (IRM) avec sonde endorectale offre actuellement l'imagerie de la prostate la plus précise (☞ illustration 4.1).

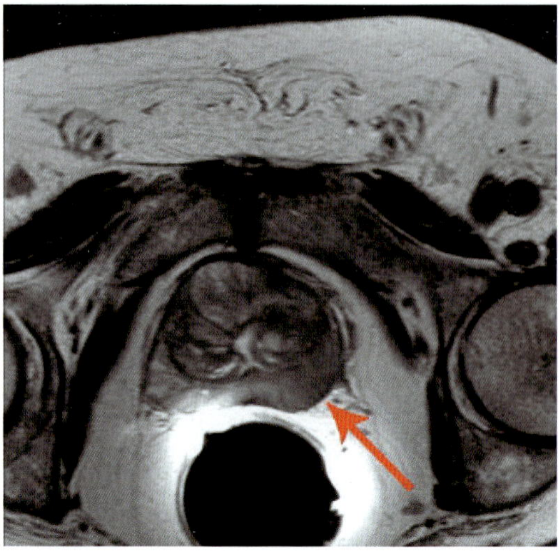

Illustration 4.1 : L'IRM avec sonde rectale (flèche) offre l'imagerie la plus fiable du cancer de la prostate. L'étude PROMIS souvent citée a montré une sensibilité de 87% mais une spécificité de seulement 47% dans la détection des cancers de la prostate pertinents sur le plan clinique. L'IRM n'est donc pas indiquée pour exclure un carcinome. En revanche, lorsqu'un cancer ayant une importance clinique est suspecté, l'IRM est très utile en vue d'une biopsie guidée par fusion IRM/échographie.

En association avec la pondération en diffusion qui prend en considération le mouvement moléculaire Brownien du liquide interstitiel, une autre différenciation entre tissu tumoral et hyperplasie bénigne est possible. La technologie du PET-PSMA et PET-SCAN choline ne devrait être pratiquée que dans le cas où les informations fournies peuvent avoir des conséquences thérapeutiques. Ainsi, les métastases lymphatiques isolées peuvent être mises en évidence dans le cadre d'une récidive locale avec nouvelle élévation du PSA. Finalement, il convient de nommer l'élastographie qui a nettement perdu en importance en raison des résultats décevants des études cliniques. En résumé, il convient de dire qu'actuellement ; l'IRM s'est imposée. Une biopsie par fusion/échographie endorectale et IRM sont nécessaires pour révéler un cancer qui est pertinent sur le plan clinique.

4.5. Traitement du cancer de la prostate

Les traitements curatifs du cancer de la prostate localisé sont la prostatectomie radicale et la radiothérapie externe.

Les autres options thérapeutiques telles que la cryothérapie, l'ablation par radiofréquence, les ultrasons focalisés de haute intensité (HIFU) et la brachythérapie à haute dose *High-Dose Rate* (HDR) sont encore considérés comme expérimentaux. La brachythérapie LDR est de plus en plus souvent reléguée au second plan.

4.5.1. Prostatectomie radicale

Au cours des 20 dernières années, la prostatectomie radicale a fait de gros progrès techniques. Autrefois, les hémorragies étaient fréquentes de même que les incontinences urinaires, l'impotence et la progression tumorale post-opératoires. De nos jours, des résultats oncologiques et fonctionnels souvent excellents sont obtenus. Alors qu'autrefois les chirurgiens étaient confrontés à des tumeurs déjà avancées au moment du geste opératoire, ce qui ne permettait pas d'obtenir une guérison, ils doivent actuellement gérer des cancers au stade précoce. Le taux de guérison attendu est de 85-90%. L'amélioration des connaissances anatomiques et les progrès de la technologie ont donné lieu à des techniques moins délabrantes et de meilleurs résultats fonctionnels en termes de continence et de fonctions érectiles. L'intervention peut être pratiquée à ciel ouvert par un abord rétropubien et périnéal ou par voie coelioscopique. La dernière innovation en date est la technique robot-assistée (prostatectomie « Da Vinci »). Une lymphadénectomie iliaque est réalisée lorsque la valeur du PSA est supérieure à 10 ng/ml et en cas de modèle tumoral agressif (score de Gleason >6). La lymphadénectomie pelvienne élargie (plus de 10 ganglions lymphatiques dans la pièce opératoire) permet une stadification plus précise mais fait l'objet de discussions controversées sur le plan oncologique. En présence de métastases lymphatiques, une guérison ne peut être obtenue dans la plupart des cas : au moment de l'intervention la tumeur se trouvant déjà au stade de maladie systémique.

La préservation de la continence est déterminante pour la qualité de vie post-opératoire du patient (☞ illustration 4.2+4.3). La technique opératoire préservant les nerfs avec conservation du sommet des vésicules séminales n'est pas seulement cruciale pour le maintien de l'érection mais également pour la continence. La conservation du faisceau neuro-vasculaire (bilatérale, unilatéral impossible) est corrélée directement avec les résultats fonctionnels. En cas d'effraction de la capsule (T3) ou decroissance tumorale agressive (score de Gleason >7), une conservation des nerfs doit être pratiquée avec prudence ou pas du tout. La rééducation du périnée pré et post-opératoire contribuent probablement à normaliser les réflexes mictionnels plus rapidement. Les centres chirurgicaux de référence obtiennent des taux de continence optimaux autour de 95% (0-1 protection) et des taux de maintien des fonctions érectiles de 75% sous traitement oral à un an ; une intervention permettant de respecter les nerfs étant avantageuse pour le mécanisme de remplissage. La rééducation de l'appareil de remplissage et des fonctions du corps caverneux peut nécessiter jusqu'à 12 mois. Les études montrent que la prise régulière d'inhibiteurs de la phosphodiestérase (sildénafil, tadalafil, vardénafil) en post-opératoire améliorait de manière significative la rééducation de la fonctionnalité des corps caverneux. Indépendamment de la préservation des vaisseaux et des nerfs, la libido et la faculté d'avoir des orgasmes sont maintenues.

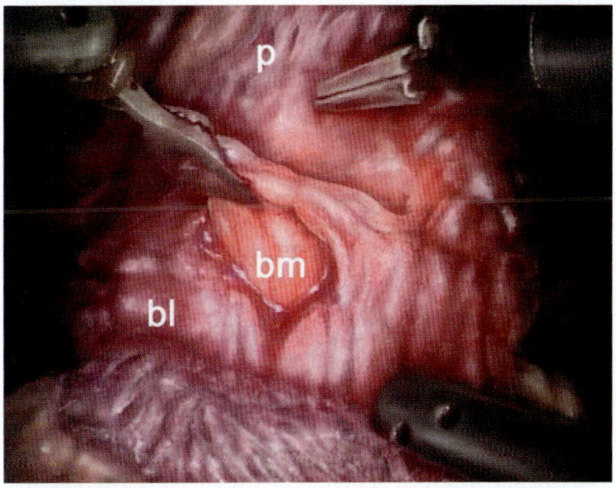

Illustration 4.2 : Un col vésical plus mince améliore la continence initiale. **P** : Prostate, **Mv** : Muqueuse vésicale, **V** : vessie.

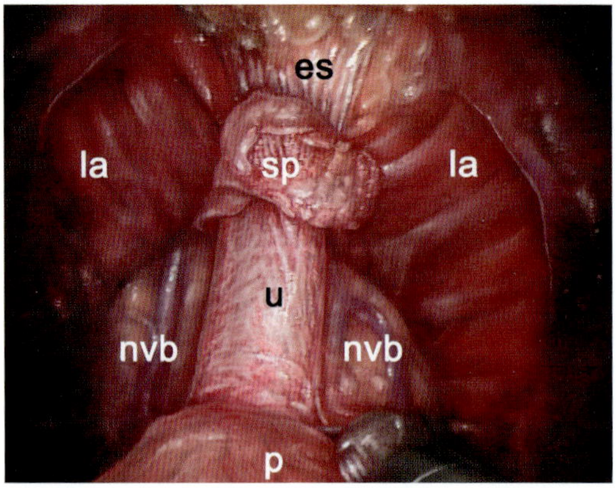

Illustration 4.3 : La conservation de la continence urinaire est cruciale pour la qualité de vie dans les suites d'une prostatectomie radicale. A cet effet, un moignon urétral suffisamment long (**u**) et le respect du faisceau neuro-vasculaire (**fnv**) sont nécessaires. **P** : Prostate, **pp** : plancher pelvien, **ps** : plexus veineux de Santorini, **se** : sphincter externe.

La prostatectomie radicale rétro-pubienne reste le geste opératoire le plus fréquemment pratiqué en Suisse. L'accès à la cavité abdominale se fait par laparotomie médiane sous-ombilicale avec exposition del'espace de Retzius. Le péritoine est repoussé vers le haut. La dissection de l'apex et l'anastomose vésico-urétrale sont difficiles sur le plan technique ; à cet effet, de nombreux operateurs utilisent une loupe et une lampe frontale. Les hémorragies massives sont rares. L'intervention peut être pratiquée sous anesthésie générale ou loco-régionale. Une anesthésie péridurale peut être utilisée pendant toute l'intervention. La prostatectomie radicale périnéale n'est proposée que dans peu de centres. L'accès aux ganglions lymphatiques est très difficile et une lymphadénectomie n'a généralement pas lieu. Les patients peuvent être mobilisés précocement. Les incontinences aux selles sont rares. La technique coelioscopique robot-assistée (« Da Vinci ») fait l'objet d'une progression fulgurante et est actuellement proposée par chaque hôpital universitaire aux Etats-Unis. De nos jours, environ 70% des prostatectomies radicales pratiquées aux Etats-Unis sont robot-assistées. En Suisse, cette technique a été introduite et standardisée en 2002. Depuis lors, il existe 36 appareils (!) en service en Suisse. La question des coûts ainsi que du nombre de cas doivent de nouveau faire l'objet de discussions. La caméra et deux à trois instruments de travail sont connectés aux bras du robot. L'assistant du chirurgien se trouve à la table opératoire. L'opérateur est assis à une console à partir de laquelle il commande les instruments en disposant d'une vision en trois dimensions, d'un système de filtre des tremblements ainsi que d'un agrandissement par un facteur de 10 voire 12. Les instruments utilisés ont la même amplitude de mouvements qu'un poignet, de sorte que les mouvements d'angle peuvent être parfaitement contrôlés, même dans des espaces très étroits.

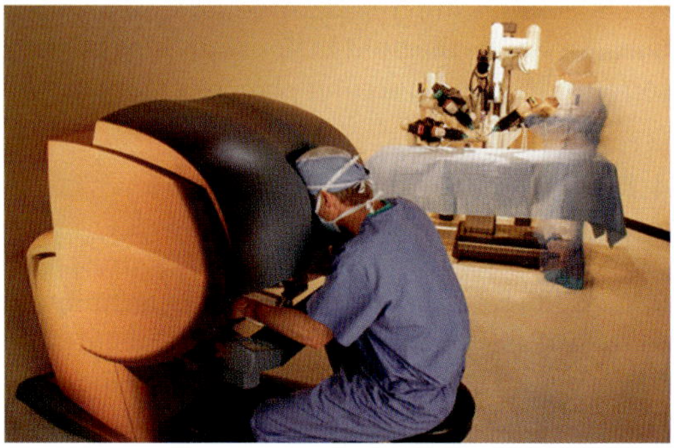

Illustration 4.4 : La technique Da Vinci comporte une console de commande (au premier plan) et le chariot patient (en arrière-plan). Le trépied comprend la caméra et les 2-3 bras manipulateurs portant les instruments. Le chirurgien commande les instruments depuis la console en vision 3D et avec une amplitude de mouvements optimale.

Des résultats optimaux peuvent être obtenus grâce à chacune des méthodes décrites. Plutôt que la méthode sélectionnée, l'expérience du chirurgien et sa maîtrise de la technique choisie restent décisives en termes de résultats oncologiques et fonctionnels. Actuellement, 78% des prostatectomies radicales pratiquées en Suisse sont réalisées par la technique mini-invasive robot-assistée.

4.5.2. Techniques de radiothérapie curative

Le cancer de la prostate localisé peut être couramment traité par deux techniques de radiothérapie : la brachythérapie low dose (LD) et la radiothérapie externe. Lors de la brachythérapie LD, des particules radioactives de la taille d'un grain de riz (« *Seeds* ») sont directement implantées dans la prostate. Les radio-isotopes utilisésont l'iode-125 et le palladium-103. La procédure écho-guidée permet d'implanter 40 à 70 grains par l'intermédiaire de 15 à 25 canules en fonction du volume de la prostate (☞ illustration 4.5).

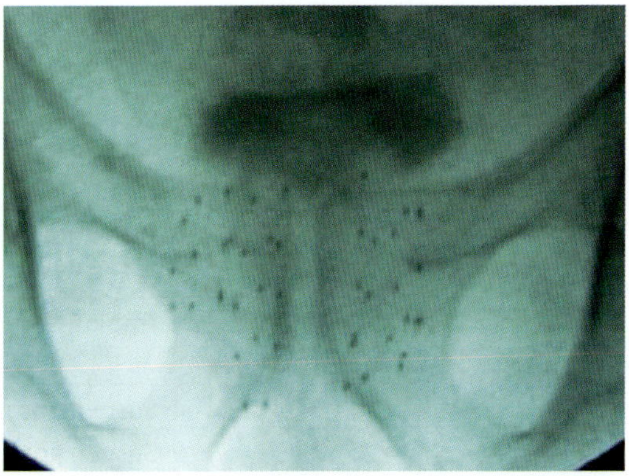

Illustration 4.5 : ASP sans préparation post-opératoire des *Seeds* implantés.

Les *Seeds* ne posent aucun problème pour l'environnement. Aucune disposition particulière en termes de radioprotection n'est par conséquent nécessaire. La procédure est peu invasive et est réalisée sous anesthésie générale ou régionale. L'hospitalisation est brève et dure 3 jours. En Suisse, la première brachytérapie LD a été réalisée en 2001. Les coûts du traitement sont pris en charge par les caisses-maladie depuis 2005 en tant que prestation obligatoire. La technique est uniquement indiquée pour des cancers dont le risque de récidives est faible à modéré et exclut les prostates dont le volume est supérieur à 60 g en raison des problèmes mictionnels potentiels en post-opératoire. Après une période de 2 à 4 ans, environ 50% des patients ont des fonctions érectiles conservées, 5 à 8% rapportent des troubles gastro-intestinaux et 5% une symptomatologie à type d'urgent urie.

L'incontinence urinaire est rare. La plupart des patients nécessitent la prise provisoire d'inhibiteurs des récepteurs alpha-1, rarement une résection transurétrale de la prostate (RTUP). Il est à noter toutefois que la brachythérapie est lentement mais surement remplacée par la prostatectomie et la radiothérapie externe.

La radiothérapie externe à fortes doses avec délivrance de 35 × 2 Gy (70 Gy) est appliquée en ambulatoire pendant une période de 7 semaines en protégeant le plus possible la vessie et le rectum. La procédure n'est pas douloureuse. La dernière innovation (radiothérapie à intensité modulée, RTIM) est appliquée par des accélérateurs de particules linéaires et permet de délivrer des doses de plus de 80 Gy de manière plus précise. La radiothérapie subséquente de la loge prostatique pour les tumeurs au stade T3 ou en cas de marges de résections non in sano, peut avoir lieu après récupération du système de continence dans les 3-6 mois qui suivent l'intervention chirurgicale ou secondairement en cas d'élévation du taux de PSA (au plus tard pour un taux de 0,5 ng/ml).

4.5.3. Traitement hormonal palliatif et traitement chémo-endocrinien : avant la résistance à la castration

Les patients bénéficiant de la surveillance active « *watchful waiting* » (contrôle annuel de la cinétique du taux de PSA) ou dont le taux de PSA augmente après une radiothérapie curative ou une prostatectomie radicale sont souvent asymptomatiques pendant des années. Le traitement de suppression hormonale est l'étape thérapeutique suivante qui peut être proposée aux patients qui présentent soit un doublement du taux de PSA en moins de 12 mois soit des métastases symptomatiques. L'inhibition hormonale peut être chirurgicale par l'intermédiaire d'une orchiectomie sous-capsulaire ou par injection de LH-RH. Il est préférable d'opter pour le traitement chirurgical chez les patients multimorbides dont la mobilité est réduite. D'autres patients supportent mieux le traitement anti-hormonal sous forme d'injections d'analogues de la LH-RH tous les 3 ou 6 mois. Grâce à une sécrétion maximale de LH, on observe un pic de testostérone dans les testicules ce qui se traduit, dans les 12 jours qui suivent l'injection, par un arrêt de production de la LH en quelques heures par un phénomène de rétrocontrôle négatif. Les valeurs de la testostérone avoisinent celles observées après castration.

Le blocage hormonal total complété par un traitement anti-androgénique périphérique pour couvrir les récepteurs à la testostérone, est indispensable dans les deux premières semaines du traitement par les analogues de la LH-RH. Il est ainsi possible de bloquer la production périphérique de testostérone des surrénales qui représente 5% de la production totale. Une suppression hormonale s'accompagne d'effets secondaires hypogonadiques qui peuvent êtreinvalidants pour les

Principe actif	Produit	Intervalle séparant les injections (mois)	Quantité de produit actif (mg)	Forme galénique
Acétate de leuproréline	Eligard®	1	7,5	Atrigel®
		3	22,5	
		6	45	
	Lucrin Depot®	1	3,75	Suspension
		3	11,25	
	Leuproréline Sandoz®	1	3,6	Implant
		3	5	
Acétate de goséréline	Zoladex® SafeSystem®	1	3,6	Implant
	Zoladex® LA SafeSystem	3	10,8	
Acétate de triptoréline	Décapeptyl® Retard	1	3,75	Suspension
	Pamorelin LA®	1	3,75	Suspension
		3	11,25	
	Triptoréline LA®22.5	6	22,5	
Acétate de buséréline	Suprefact® Depot	2	6,3	Implant
Dégarélix*	Firmagon®	1	80	Suspension

Tableau 4.2 : Traitement médicamenteux du cancer de la prostate et analogues de la LH-RH disponibles en Suisse. * Degarelix est un analogue de la LH-RH.

patients. Les bouffées de chaleur, les crises de transpiration profuse, l'augmentation du tissu adipeux viscéral, la diminution de la masse musculaire, l'ostéoporose ou un état dépressif font partie des troubles hypogonadiques potentiels. C'est la raison pour laquelle le moment d'instaurer une thérapie de privation hormonale doit être murement réfléchi. Les analogues de la LH-RH disponibles en Suisse sont illustrés dans le tableau 4.2.

Grâce aux données de l'étude CHAARTED ainsi qu'aux résultats de l'étude STAMPEDE, il a été démontré que les patients présentant des métastases profitaient d'une chimiothérapie combinée au traitement endocrinien précoce (c'est à dire l'association d'un taxane et d'une inhibition hormonale). En particulier, les patients atteints de métastases multiples ou porteurs de métastases viscérales tirent profit de ce traitement. Il convient de mentionner que la valeur biologique des métastases est variable : les métastases osseuses sont moins agressives que les métastases pulmonaires, qui le sont moins à leur tour que les métastases hépatiques. Ce phénomène est mis en évidence par la survie médiane des patients qui présentent une résistance à la castration. De plus, les métastases osseuses des extrémités n'ont pas la même signification que celles qui sont localisées sur le tronc. Sur le plan clinique il convient de tenir compte de la constellation globale ; quelles comorbidités présente le patient ? Quel est son âge biologique ? Les métastases sont-elles douloureuses ? Pour une chimiothérapie à base de taxanes, une fonction hépatique normale est nécessaire, alors que l'intégrité de la fonction rénale est moins importante. Le docétaxel permet une régression des métastases, une diminution du taux de PSA et obtient même un allongement de l'espérance de vie, tout comme lors de la résistance à la castration après un traitement hormonal. Les effets secondaires sont les leucopénies, les diarrhées et la thrombophilie. On définit par le terme de résistance à la castration toute augmentation du taux de PSA ou toute progression des métastases à l'imagerie malgré un taux de testostérone <1,7 ng/ml ; la tumeur trouvant alors d'autres sources internes desynthèse androgénique.

Dans l'idéal, la concentration de testostérone doit être réduite à un taux inférieur à 0,7 ng/ml ce qui est plus favorable en termes de pronostic. Les données de l'étude LATITUDE et celles de l'essai STAMPEDE donnent à penser que la privation hormonale directe combinée (c'est à dire comme

énoncé ci-dessus une orchiectomie ou un traitement par injections) en association avec l'abiratérone apporte un bénéfice en termes de survie.

4.5.4. Traitement de deuxième intention au stade de la résistance à la castration

Un traitement de deuxième intention avec inhibition hormonale complémentaire est devenu possible grâce à l'enzalutamide et l'abiratérone. Ces deux principes actifs peuvent être aussi bien administrés avant qu'après la chimiothérapie au stade de la résistance à la castration et permettent un allongement de la survie de quelques moisen moyenne.

Autrefois, en cas de métastases osseuses manifestes, une perfusion mensuelle de biphosphonates (zolédronate) était pratiquée soit par le médecin traitant soit en milieu hospitalier. Ce traitement permettait aussi de soulager les douleurs osseuses induites par la tumeur et de prévenir l'apparition de fractures dues aux métastases. Les effets secondaires pouvant survenir sont les troubles gastro-intestinaux, les symptômes pseudo-grippaux ou dans de rares cas, l'ostéonécrose de la mâchoire. La fonction rénale doit être normale en cas de prise de biphosphonates. Toutefois, depuis l'introduction des anticorps monoclonaux, l'importance clinique des biphosphonates a diminué. Le dénosumab peut être administré par voie sous-cutanée et non par perfusion courte comme dans le cas des biphosphonates). De plus, cet anticorps peut également être prescrit en cas d'insuffisance rénale.

En prévention de l'ostéoporose, il est recommandé de prescrire un traitement associé de calcium et de vitamine D. Les hydronéphroses symptomatiques peuvent être traitées par la mise en place d'une sonde urétérale double J. En présence de métastases osseuses symptomatiques dans un contexte de cancer de la prostate résistant à la castration (c'est à dire avec élévation du taux de PSA malgré une testostéronémie <1,7 ng/ml ; un traitement par radium-223 peutêtre considéré. Dans ce cas, on constate également une amélioration de la survie en l'absence toutefois de métastases viscérales ; ces dernières ne pouvant être traitées par un émetteur de rayons alpha.

4.6. Conclusion

Le dépistage précoce d'un cancer de la prostate est la condition d'un traitement curatif. L'examen individuel de dépistage ainsi que le dosage de PSA et le toucher rectal représentent les premières étapes du diagnostic, la biopsie prostatique confirme la suspicion de cancer. L'intervalle séparant le dosage du PSA doit être absolument paramétré selon la dernière valeur ; en cas de concentrations >3 ng/ml, un couplage au volume de la prostate doit de plus être effectué. Une biopsie doit être pratiquée après avoir soigneusement soupesé son indication afin de réduire autant que possible le risque de surdiagnostic de cancer de la prostate. La totalité des cancers de la prostate ne doit pas être traitée, ceux qui nécessitent une prise en charge doivent en revanche être dépistés dans les plus brefs délais.

Il convient d'adopter la maxime suivante ; « *Screen men who will benefit* ». Les techniques de traitements curatifs, la prostatectomie radicale et la radiothérapie externe à fortes doses procurent des chances de guérison comparables en cas de cancer de la prostate localisé. Le résultat de tout traitement dépend de l'expérience de l'équipe des soignants et de l'opérateur. Dans les stades avancés, le traitement deprivation hormonale représente la pierre angulaire du traitement associé à une prévention de l'ostéoporose et à une chimiothérapie à base de taxanes.

Bibliographie

Chez l'auteur

5. Hématurie

5.1. Bases

Dès l'antiquité, le diagnostic urinaire a servi d'outil diagnostique. De nos jours, il peut en tant que signal d'alarme instiguer d'autres investigations.

> L'hématurie désigne la présence de sang dans les urines. Elle peut soit être visible à l'œil nu (hématurie macroscopique) soit être mise en évidence uniquement par méthodes chimiques ou microscopiques (hématurie microscopique).

Hématurie macroscopique

L'hématurie macroscopique est décelée en présence de moins d'un ml de sang pour 100 ml d'urine. Elle peut être différenciée en fonction de la couleur, du moment d'apparition lors de la miction et des symptômes complémentaires. On distingue une coloration rouge de sang frais (rouge framboise) et une coloration sombre de vieux sang (couleur bordeaux). En fonction de l'intensité de la couleur, on différencie les saignements abondants des saignements de faible intensité. De plus, on peut observer l'émission de caillots ou même de lambeaux tissulaires.

Hématurie microscopique

On parle d'hématurie microscopique ou d'érythrocyturie en présence de 3 à 5 érythrocytes par champ en microscopie dotée d'un agrandissement de 400 ×. Afin de confirmer l'existence d'une hématurie microscopique, une érythrocyturie détectée à la bandelette urinaire doit faire l'objet d'une validation par analyse microscopique des sédiments urinaires en raison des résultats faux-positifs par réactions chimiques croisées (p. ex. myoglobinurie).

L'hématurie peut être isolée ou faire partie d'un cortège de symptômes tels que les douleurs ou les symptômes irritatifs.

Hématurie symptomatique / accompagnées de douleurs	Hématurie indolore/ asymptomatique
• Crise de colique néphrétique • Maladies inflammatoires des voies urinaires • Lésions traumatiques des voies urinaires • Etiologies vasculaires • Maladies tumorales des voies urinaires le cas échéant • Endométriose • Activité auto-érotique	• Lithiase urinaire asymptomatique (lithiase rénale) • Tumeurs des voies urinaires • Cancer de la prostate • Hyperplasie bénigne de la prostate • Troubles de la coagulation • Inflammation chronique des voies urinaires • Lithiase urinaire chronique • Etiologies médicamenteuses • Pathologies néphrologiques • Pathologies hématologiques • Affection des organes voisins / Endométriose • Etiologies vasculaires
Colorations des urines d'origine endogène	**Colorations des urines d'origine exogène**
• Pyurie • Fécalurie • Chylurie • Affections hépatiques/ictère • Hémolyse • Rhabdomyolyse • Porphyrie • Syndrome de la poche à urine violette (☞ chapitre 5.5.2.)	• Aliments (p. ex. betterave, rhubarbe) • Colorants alimentaires • Nitrofurantoïne (jaune rouille / marron) • Métronidazol (marron) • Rifampicine (rouge fluorescent/orange) • etc.

Tableau 5.1 : Pathologies les plus fréquentes à l'origine d'hématurie et de colorations des urines.

Les colorations de l'urine peuvent être déclenchées par la présence de déchets endogènes, métaboliques ou exogènes p. ex. alimentaires ou médicamenteux.

5.1.1. Classification

- Hématurie symptomatique/accompagnée de douleurs
- Hématurie asymptomatique/indolore
- Colorations de l'urine microscopiques

Pour plus de détails, voir tableau 5.1

5.1.2. Dépistage

Les recommandations modernes lors des démarches diagnostiques de l'hématurie tentent de trouver un compromis entre la découverte de pathologies importantes et le risque et les coûts du surdiagnostic. On sait des études de dépistage conduites sur les populations asymptomatiques qu'une hématurie est mise en évidence chez 6,5% (2-30%) des adultes sains. Chez ces derniers, on dépiste une affection nécessitant un traitement dans 35-65% des cas. Il a été démontré que les femmes avaient un risque plus élevé de retard au diagnostic du cancer urothélial, probablement en raison d'une tendance à minimiser les infections urinaires ou les hématuries récidivantes pour lesquelles une contamination vaginale des échantillons est souvent évoquée.

On sait, de plus, que la prise d'anticoagulants ou d'anti-agrégants plaquettaires ne devrait pas influencer les démarches diagnostiques d'une hématurie. De nombreuses études ont démontré que l'incidence d'une hématurie sous les traitements mentionnés n'est pas augmentée et qu'il existe donc le même risque de cancer. Au contraire, les anticoagulants auraient même une fonction de démasquage des cancers des voies urinaires.

Les activités intenses que ce soit physiques ou sexuelles peuvent entrainer une hématurie microscopique sans pathologies associées. De même, en cas de diurèse importante, un examen des sédiments urinaires positif (3-5 EC/CV 400×) peut apparaitre négatif.

L'ensemble de ces facteurs signifie qu'il convient de prendre en considération le contexte clinique lors des démarches diagnostiques de l'hématurie. Ainsi, lors de la recherche étiologique d'une hématurie, les nouvelles recommandations américaines tiennent compte des catégories à risque suivantes : âge, sexe, consommation tabagique, examen urinaire quantitatif (sédiment) et bilans diagnostiques préalables.

5.1.3. Démarche diagnostique

La recherche étiologique d'une hématurie ou d'un changement de couleur des urines peut être mise en œuvre par diverses méthodes diagnostiques.

L'interrogatoire est crucial dans le choix de ces méthodes :

- Anamnèse mictionnelle
- Anamnèse des douleurs
- Antécédents médicaux et chirurgicaux
- Anamnèse gynécologique
- Anamnèse médicamenteuse (anticoagulants !)
- Habitudes alimentaires

Lors de l'anamnèse mictionnelle, il est important de préciser la chronologie de l'hématurie qui peut être initiale, terminale ou totale. Le diagnostic peut être facilité par l'épreuve des trois verres.

De plus, un examen clinique complet y compris un examen gynécologique et un toucher rectal doivent être pratiqués.

En fonction du contexte clinique, un bilan biologique comprenant un examen sanguin (formule numération globulaire, paramètres de l'inflammation, fonctions rénales et bilan de coagulation) vient compléter les explorations diagnostiques. Les autres examens paracliniques et invasifs dépendent des résultats. En complément de la bandelette urinaire, une exploration des sédiments urinaires et un examen bactériologique des urines doivent être pratiqués ; le résultat pouvant être faussement négatif surtout en cas d'hématurie macroscopique ou positif pour d'autres paramètres urinaires.

Après traitement d'une hématurie microscopique qui a été rattachée à une infection, il convient au décours du traitement de cette dernière, de pratiquer un examen de contrôle permettant de confirmer l'absence d'hématurie microscopique persistante.

5.2. Hématurie accompagnée de douleurs

5.2.1. Lithiase urinaire

Une hématurie due à une lithiase urinaire peut, en fonction de la localisation du calcul, s'accompagner de douleurs à type de coliques dans la région de l'hypochondre. Dans les cas classiques, on constate une douleur soudaine associée à des nausées et des vomissements. Souvent, cette douleur irradie dans diverses régions du corps en fonction de la position du calcul (irradiation vers l'appareil génital externe en cas de lithiase urétérale distale entre autres). En cas de calculs pré-vésicaux, on observe surtout des troubles mictionnels irritatifs tels qu'une dysurie ou une pollakiurie.

Les néphrolithiases le plus souvent asymptomatiques comme les lithiases urétérales rarement asymptomatiques peuvent provoquer une hématurie microscopique et macroscopique. L'hématurie est due aux lésions de l'urothélium.

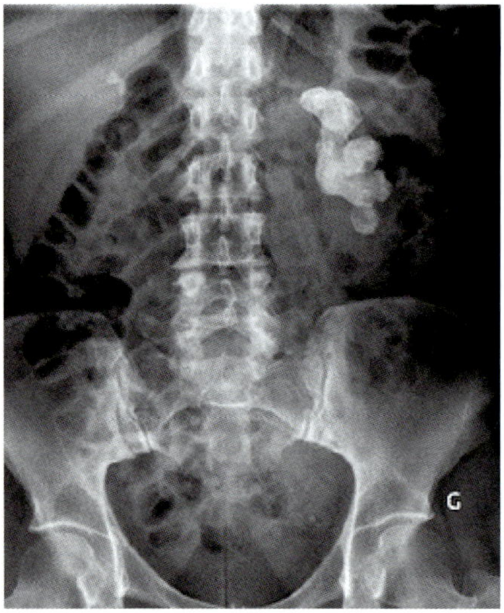

Illustration 5.1 : Calcul du bassinet gauche.

Les calculs peuvent être localisés aussi bien dans les voies urinaires supérieures qu'inférieures. Ainsi, on décrit des calculs vésicaux, prostatiques et urétraux qui provoquent le plus souvent une hématurie mais qui sont surtout caractérisés par des symptômes de type irritatif.

Les calculs sont mis en évidence soit par l'imagerie soit par cystoscopie.

Les aspects diagnostiques et thérapeutiques de la lithiase urinaire sont décrits dans le chapitre 6.

5.2.2. Maladies inflammatoires des voies urinaires

Les étiologies les plus fréquentes à l'origine des hématuries macroscopiques sont les maladies inflammatoires des voies urinaires.

Le chapitre 9 reprend en détail les différents tableaux cliniques relatifs aux infections urogénitales. Dans ce chapitre, lors de la description des différents tableaux cliniques infectieux ; il est rappelé que les infections urogénitales récidivantes sont souvent des signes de pathologies fonctionnelles ou malignes sous-jacentes.

Cette situation peut s'avérer fatale dans le cadre de retard au diagnostic, qui est surtout connu pour le cancer urothélial de la femme. Des études ont montré que la probabilité de programmation d'examens de diagnostic plus poussés est nettement plus faible chez les femmes ; les infections étant souvent considérées comme habituelles et les hématuries assimilées à des contaminations.

5.2.3. Hématurie douloureuse dans le cadre de traumatismes

Même des traumatismes insignifiants peuvent entraîner un traumatisme des voies urinaires. Associée aux douleurs, l'hématurie est souvent le premier symptôme. En règle générale, une atteinte des voies urinaires pouvant expliquer une hématurie survient le plus souvent dans le cadre de traumatismes sévères et nécessite de plus amples démarches diagnostiques (surtout urologiques).

Ainsi, en cas de traumatismes fermés et pénétrants de l'abdomen, une analyse d'urines s'impose.

Traumatismes rénaux

Les traumatismes rénaux se produisent chez 1 à 5% de tous les patients polytraumatisés. Outre l'inspection et l'analyse des urines, un dosage de l'hémoglobine et de la créatinine sérique doit être pratiqué en cas de suspicion clinique. Une imagerie par échographie ou scanner est indiquée devant :

- une hématurie macroscopique
- une hématurie microscopique avec des signes de choc hémodynamique

• d'autres traumatismes sévères

Il convient de signaler qu'en cas de lésions des vaisseaux rénaux, une hématurie peut faire défaut le cas échéant.

Traumatisme vésical

Les traumatismes vésicaux ne sont observés que dans le cadre de chocs violents. On distingue les ruptures vésicales intra-péritonéales et les ruptures vésicales extra-péritonéales. Il existe également des formes mixtes. En Europe, les lésions intra-péritonéales sont constatées lors de traumatismes fermés sur vessie pleine, les lésions extra-péritonéales lors de chocs indirects par des fragments osseux ou par des forces de cisaillements en cas de fractures du bassin.

Les symptômes observés sont les hématuries, les douleurs à la pression et les iléus.

Sur le plan diagnostique, outre les démarches diagnostiques habituelles en cas de choc, une imagerie adéquate est indiquée. La rupture vésicale intra-péritonéale impose généralement une prise en charge chirurgicale. La rupture extra-péritonéale peut, le plus souvent, être traitée de manière conservatrice.

Traumatisme de l'urètre

Il existe dans ce cas aussi différents degrés de sévérité pouvant tous s'accompagner d'une hématurie.

- *Rupture supra*-diaphragmatique : application indirecte d'un choc après fracture antérieure du bassin, traumatisme au-dessus du diaphragme urogénital.
- *Rupture infra-diaphragmatique* : traumatisme urétral direct en cas de choc contondant.
- *Contusion* : traumatisme direct sur la portion bulbaire infra-diaphragmatique de l'urètre (cyclistes).

En cas de rupture supra-diaphragmatique, on observe une anurie malgré une vessie pleine et la formation d'hématomes de la paroi abdominale ou du périnée le cas échéant. Une douleur à la palpation et une prostate haut placée au toucher rectal sont en faveur d'un traumatisme. Les ruptures sous-diaphragmatiques et les contusions sont caractérisées par une hématurie et un hématome surtout périnéal.

Corps étranger

Il faut toujours penser à l'éventualité d'une auto-manipulation avec utilisation de corps étrangers qui peuvent bien évidemment provoquer une hématurie.

5.2.4. Autres étiologies de l'hématurie accompagnée de douleurs

Même les étiologies qui s'accompagnent habituellement d'une hématurie indolore, peuvent occasionner une hématurie associée à des douleurs. Ainsi, le passage d'un caillot sanguin dans l'uretère peut provoquer des douleurs similaires comme lors du passage d'un calcul urinaire. On observe ces symptômes en cas de cancer des voies urinaires supérieures ou après rupture d'un kyste rénal. Un infarctus rénal peut également être à l'origine de ces signes cliniques.

5.2.5. Conclusion

Une hématurie symptomatique est dans la plupart des cas due à une pathologie bénigne. Attention : une consultation urologique doit être programmée surtout devant une hématurie macroscopique ou microscopique d'origine traumatique. L'instigation des examens paracliniques complémentaires est souvent différée chez la femme ce qui retarde le diagnostic de cancers importants.

5.3. Hématurie indolore

En cas d'hématurie indolore, il convient d'éliminer catégoriquement tout processus malin de l'ensemble des voies urinaires et des organes voisins.

Les étapes diagnostiques suivantes sont indiquées :

- Cystoscopie
- Radiologique des voies urinaires (gold standard : scanner abdominal/pelvien avec injection en phase excrétrice ; en cas de contre-indication au produit de contraste : uro-IRM et/ou urétéro-pyélographie ou urétéro-pyélo-caliscopie rétrogrades)

Cancer de la vessie

L'hématurie, les troubles mictionnels de type irritatif et les douleurs en cas de tumeurs avancées sont les symptômes les plus souvent rapportés par les patients.

On distingue principalement les cancers de la vessie non invasifs (Ta et T1) et les cancers invasifs (à partir de T2 à T4). Il existe également la classification en *low-grade* et *high-grade*. Le cancer in situ (CIS) occupe un rôle particulier. Il s'agit le plus souvent de tumeurs planes de *haut grade* qui bien que limitées à la muqueuse, présentent toutefois un haut potentiel invasif.

Les cancers in situ et les tumeurs au stade T1 possèdent un fort potentiel d'invasion.

Facteurs de risque du développement des tumeurs malignes de la vessie :

- Tabagisme chronique
- Amines aromatiques (industrie de l'imprimerie, de la sidérurgie et de l'aluminium, laques industrielles, industrie du gaz et production de goudron)
- Cystites récidivantes

Cancer de la vessie non invasif

Environ 75% de toutes les tumeurs vésicales sont limitées à la muqueuse et à la sous-muqueuse au moment du diagnostic. Une atteinte multifocale est fréquente. L'hypothèse selon laquelle il s'agirait d'une maladie de système de l'urothélium surtout déclenchée par des toxines, est de plus en plus souvent évoquée. Dans les pays industrialisés, on retrouve des carcinomes urothéliaux dans 95% des cas, les adénocarcinomes et les cancers malpighiens sont plus rares. Dans les pays non industrialisés, ce sont les cancers malpighiens associés aux infections et aux inflammations qui dominent.

Sur le plan thérapeutique, une résection transuréthrale de la tumeur (RTU-vessie) est pratiquée en cas de suspicion à la cystoscopie ou à l'imagerie. En fonction de l'examen histologique permettant de déterminer le stade tumoral précis, les démarches diagnostiques et la conduite à tenir thérapeutique seront discutées.

En cas de résection incomplète de tumeurs de haut grade Ta ou T1 ou en cas de nombreux foyers tumoraux, il est recommandé de pratiquer une seconde résection dès que possible. Pour les tumeurs situées près du col vésical, la portion prostatique de l'urètre devrait faire l'objet de biopsies afin d'éliminer un envahissement *per continuitatem*.

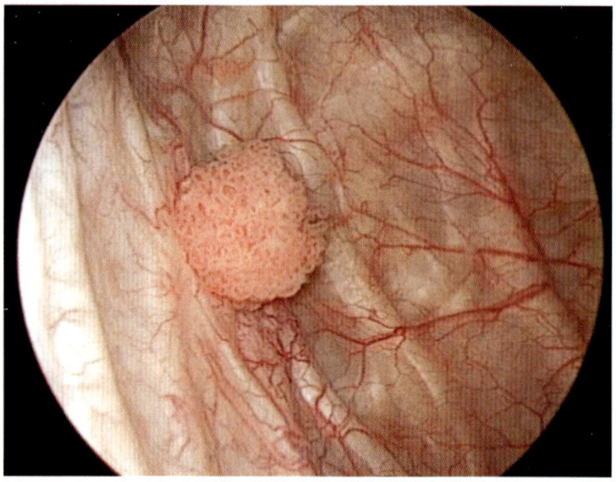

Illustration 5.2 : Tumeur vésicale papillaire, superficielle en cystoscopie.

En fonction du stade tumoral, une chimiothérapie intra-vésicale ou une instillation de bacilles du BCG pourra être pratiquée en post-opératoire.

En cas de résection tumorale complète, des examens cystoscopiques de contrôle seront réalisés à intervalles réguliers pendant les cinq années qui suivent en fonction du stade et du grade de la tumeur.

Cancer de la vessie avec invasion du muscle et au stade métastatique

Outre les facteurs de risque évoqués ci-dessus, les infections chroniques, la persistance d'un résidu mictionnel et les corps étrangers (cathéter) sembleraient favoriser le développement d'un cancer envahissant le muscle vésical. Le symptôme principal est l'hématurie indolore pouvant s'accompagner de troubles mictionnels de type irritatif, avec ou sans douleurs. En cas de tumeurs très étendues, on observe de plus des signes d'obstruction des voies urinaires supérieures.

Les biopsies et les résections endoscopiques permettent une stadification des tumeurs vésicales invasives. Une imagerie de la totalité de l'arbre urinaire par scanner (tomodensitométrie) ou IRM (imagerie par résonnance magnétique) s'impose.

La cystectomie radicale représente le gold standard du traitement des tumeurs non métastatiques avec infiltration musculaire. L'évaluation minutieuse de l'état général du patient précède la pose de l'indication opératoire.

La décision du type de dérivation urinaire doit être prise au cas par cas. La dérivation du flux urinaire avec néo-implantation de l'uretère dans un conduit iléal et néo-vessie à partir d'une section de l'intestin grêle font partie des méthodes les plus fréquemment utilisées.

Chez certains patients dont la progression tumorale reste locale et qui ne présentent aucun signe de métastases, une chimiothérapie néoadjuvante peut être administrée.

Pour les cancers vésicaux au stade métastatique ou très avancés, les patients peuvent bénéficier d'une chimiothérapie et/ou d'une immunothérapie.

Cancer de l'uretère et du bassinet

Comme dans le cas du cancer de la vessie, on retrouve le plus souvent un carcinome urothélial à l'origine des cancers du bassinet et de l'uretère (☞ illustration 5.3). Généralement, il s'agit de formes asymptomatiques de découverte fortuite ou diagnostiquées par l'imagerie et les procédures endoscopiques telles que l'urétérorénoscopie avec biopsies ou l'urétéropyélographie rétrograde dans un contexte d'hématurie. Comme dans le cadre du cancer vésical, une ablation tumorale par voie endoscopique, coelioscopique ou par technique chirurgicale ouverte doit être entreprise en fonction du stade tumoral. En cas de chirurgie ouverte, une chimiothérapie néoadjuvante doit absolument faire l'objet de discussions en raison de l'ablation du rein.

Tumeur rénale

De nos jours, la majorité des cancers rénaux sont dépistés de manière fortuite à un stade très précoce, au décours d'une imagerie de l'abdomen. C'est la raison pour laquelle seul un petit nombre de patients montre la triade de symptômes autrefois considérée comme typique ; hématurie, douleurs lombaires et tumeur palpable. Les patients atteints de tumeurs au stade avancé rapportent une fatigue chronique, une perte de poids ou une anémie. Les facteurs de risque sont le tabagisme chronique, l'obésité et l'hypertension artérielle.

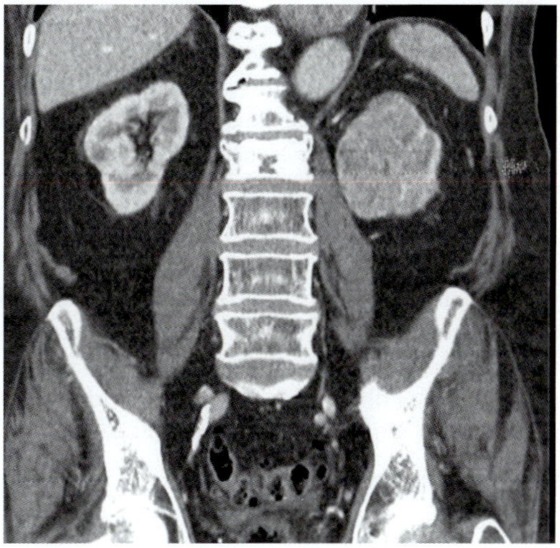

Illustration 5.4 : Scanner dans le cadre d'un cancer du rein (rein gauche).

Alors que le syndrome de la polykystose rénale congénitale et p. ex. le syndrome de Von-Hipper-Lindau sont des facteurs de risque de cancer du rein, tel n'est pas le cas des kystes rénaux sporadiques et non compliqués.

> Le traitement de choix est la résection chirurgicale de la tumeur.

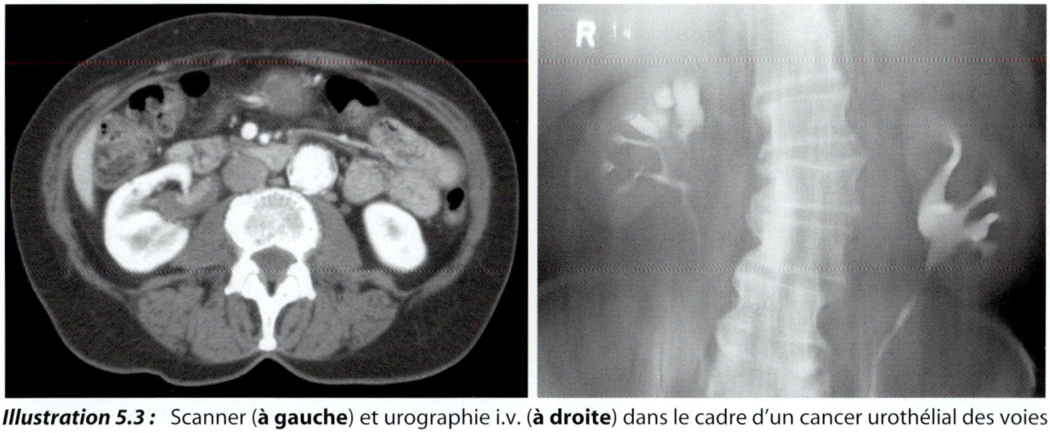

Illustration 5.3 : Scanner (**à gauche**) et urographie i.v. (**à droite**) dans le cadre d'un cancer urothélial des voies urinaires supérieures.

La pertinence du traitement par radiofréquence et de la cryothérapie n'a pas été entièrement élucidée. Actuellement, l'état des connaissances ne permet pas d'émettre de recommandations même pour des tumeurs de petit volume.

Par contre, la découverte fortuite et le suivi des petites tumeurs rénales (<2 cm) ont permis de conclure qu'une régression spontanée de ces dernières a lieu dans 30% des cas. Ces tumeurs souvent peu agressives ont une tendance à métastaser extrêmement faible de sorte qu'elles peuvent faire l'objet d'une surveillance active en fonction du contexte.

Les traitements médicamenteux ; immunothérapie, chimiothérapie ou traitements ciblés (*Targeted*-Therapy) sont surtout recommandés en cas de tumeurs avancées ou métastatiques. Leur utilisation en tant que traitement (néo) adjuvant fait actuellement l'objet de nombreuse études cliniques.

Cancer de la prostate

Le cancer de la prostate fait partie des cancers les plus fréquents de l'homme. Il est abordé en détails dans le chapitre 4. Une hématurie macroscopique n'apparait que rarement dans le cadre des cancers prostatiques dont l'extension est uniquement locale. En cas de tumeurs au stade avancé en revanche, des hématuries nécessitant une prise en charge thérapeutique peuvent apparaitre. Bien que souvent pratiquée, une hémostase locale par résection transurétrale partielle de la tumeur (RTUP) demeure souvent inefficace voire aggrave même la tendance hémorragique. Dans ce cas de figure, outre un traitement systémique, la radiothérapie à visée hémostatique est considérée comme le traitement de premier choix. Dans de rares cas, les techniques de dérivation urinaire font partie des traitements chirurgicaux palliatifs.

Hyperplasie bénigne de la prostate

Dans le cadre de l'hyperplasie bénigne de la prostate fréquemment observée, une néo-angiogenèse peut être constatée. Cette dernière se développe surtout dans la région du col vésical. Ces vaisseaux fragiles, saignant facilement peuvent être à l'origine d'hématuries récidivantes. Sur le plan thérapeutique, il est possible d'administrer un traitement d'inhibiteurs de la 5α-réductase en fonction des troubles mictionnels associés. Le principe actif présente un effet anti-angiogénique au niveau prostatique et permet une amélioration des symptômes. Toutefois, un traitement endoscopique avec coagulation ou résection de la prostate (RTUP) s'avère souvent nécessaire.

Rétention urinaire

En cas de rétention d'urine chronique, on observe un développement réactionnel de vaisseaux supplémentaires dans les suites d'une dilatation vésicale. Après mise en place d'une sonde urinaire, une hématurie macroscopique est quelquefois observée. Ce phénomène, également désigné par le terme de « saignement a vacuo », est souvent expliqué par l'affaissement des vaisseaux dilatés de la muqueuse vésicale. La théorie persiste malgré l'absence de preuves. Une autre explication serait l'origine traumatique, iatrogène au moment du cathétérisme, en particulier dans la région de l'urètre prostatique et du col de la vessie.

Infiltration par les organes avoisinants

Une hématurie peut apparaitre lors d'une infiltration tumorale des voies urinaires par les organes avoisinants ou bien en cas d'infections de ces organes. Dans ce contexte, il convient de citer en premier lieu les tumeurs et infections viscérales et gynécologiques. Sur le plan diagnostique, il est recommandé d'initier des examens radiologiques ou endoscopiques des organes avoisinants. Par exemple, une hématurie microscopique est observée dans 15% des cas d'appendicites aigues.

Pathologies hématologiques

Les maladies hématologiques peuvent s'accompagner de troubles de la coagulation et par conséquent d'une hématurie. Parmi les pathologies les plus fréquentes, on retrouve les différentes leucémies, la maladie de Hodgkin, le lymphome malin non Hodgkinien et le plasmocytome.

Les localisations urogénitales des lymphomes ne sont pas rares et peuvent se manifester par des hématuries indolores.

Troubles de la coagulation

Les troubles de la coagulation de quelque origine que ce soit font partie des étiologies fréquentes de l'hématurie macroscopique. La prise d'anticoagulants oraux ou d'antiagrégants plaquettaires est souvent marquée par l'apparition d'une hématurie. Différentes études cliniques ont démontré que la probabilité de survenue d'une hématurie sous de tels traitements n'est pas augmentée et qu'il existe le même risque de maladie sous-jacente nécessitant une prise en charge thérapeutique. Au contraire, la propriété des anticoagulants de démasquer les cancers des voies urinaires fait même l'objet de discussions. Ainsi, les patients qui rapportent une hématurie, nécessitent un bilan diagnostique méticuleux.

Cystite radique

La radiothérapie locale de toute pathologie peut entrainer l'apparition d'une cystite radique. Outre les symptômes de type plutôt irritatifs, on retrouve une hématurie. Le spectre clinique s'étend depuis les processus inflammatoires purs aux ulcérations et à la formation de fistules. Le traitement est surtout symptomatique. Dans les cas extrêmes, des mesures irréversibles tels que l'instillation de solutions de formol à des fins hémostatiques ou une cystectomie s'imposent. Les effets secondaires fréquents de la radiothérapie en région pelvienne sont les sténoses de l'uretère qui nécessitent une prise en charge chirurgicale.

5.4. Autres étiologies de l'hématurie

Etiologies médicamenteuses

- Nécrose tubulaire induite par les médicaments (p.ex. AINS)
- Cyclophosphamide (cystite hémorragique)
- Anticoagulants (troubles de la coagulation, saignements spontanés des muqueuses avec bilan de coagulation normal).

Endométriose

Dans les cas classiques, on retrouve une hématurie périodique, survenant au moment du cycle menstruel des patientes. Il convient ainsi d'éliminer une localisation vésicale de l'endométriose avant d'initier un traitement chirurgical ou médicamenteux d'autres foyers endométriosiques. La méthode diagnostique de premier choix reste la cystoscopie et de plus en plus souvent les protocoles spécifiques d'IRM.

Kystes rénaux et polykystose rénale

Les kystes rénaux congénitaux ou acquis peuvent entrainer une hématurie lorsque les kystes sont en contact avec le système pyélo-caliciel. Les ruptures ou les saignements internes des kystes s'accompagnent de douleurs sévères.

Malformations urogénitales

Les malformations urogénitales peuvent provoquer des hématuries qui sont souvent dues aux complications de ces malformations, par exemple les infections dues aux troubles de la vidange vésicale dans un contexte de sténoses de l'urètre.

Hématurie à l'effort

Au décours d'efforts physiques intenses, on peut observer des hématuries microscopiques et macroscopiques transitoires.

5.5. Coloration des urines sans présence de sang

5.5.1. Colorations des urines par des facteurs endogènes

La **pyurie** représente la coloration des urines la plus fréquente. Une coloration trouble blanchâtre, laiteuse due à un mélange de leucocytes et de débris tissulaires est considérée comme un signe connu de processus inflammatoires des voies urinaires. En cas de **fécalurie**, il existe forcément une fistule entre les voies urinaires et le système gastrointestinal. La **chylurie** est un phénomène très rare au cours duquel on observe une fistulisation entre le système pyelo-caliciel et la cisterna chyli (citerne du chyle) ou le ductus thoracicus (canal thoracique) en post-opératoire ou dans les suites d'une radiothérapie.

La coloration rouge-brun endogène de l'urine qui peut simuler une hématurie macroscopique de vieux sang, s'observe surtout dans le cadre d'une hémolyse, une rhabdomyolyse ainsi que d'un ictère et d'une porphyrie. La bandelette urinaire étant positive en cas d'hémoglobinurie ou de myoglobinurie ; il est particulièrement important de réaliser un examen du sédiment urinaire.

5.5.2. Colorations des urines par des facteurs exogènes

Les colorations exogènes des urines sont très diverses. Elles peuvent être provoquées par des aliments tels que la betterave, les colorants alimentaires ainsi que de nombreux médicaments. Il est important dans ce cas, de connaitre la coloration potentielle des urines et d'en informer les patients avant le début du traitement à plus forte raison si la maladie à traiter et le traitement provoquent des colorations semblables (p. ex. les antibiotiques tels que la nitrofurantoïne et les infections urinaires).

Syndrome des urines violettes *(purple urine bag syndrome)*

Le syndrome du « *purple urine bag* » (PUBS) est un tableau clinque rare qui s'observe chez les patients porteurs de sonde à demeure au long cours et chez lesquels peut apparaitre une coloration violette des urines et du sac collecteur. Une réaction enzymatique qui transforme le tryptophane provenant de l'alimentation en composés de couleur rouge : indirubine et bleu : indigo, est à l'origine de ce phénomène. L'indoxyl phosphatase est produite par les bactéries colonisant le tractus urinaire (telles que *E. coli*, *Klebsiella pneumoniae*, *Proteus mirabilis*, *Pseudomonas aeruginosa* etc.). La coloration violette n'ayant pas de valeur pathologique per se, un traitement ne doit être considéré qu'en fonction du contexte clinique. La constitution de ce syndrome est plus fréquente en cas de constipation qui augmente l'absorption intestinale de tryptophane. Par conséquent, la couleur des urines peut quelques fois disparaitre lors du traitement de la constipation.

5.6. Conclusion

L'hématurie nécessite le plus souvent des investigations urologiques. On différencie en principe les hématuries asymptomatiques/indolores des hématuries symptomatiques/accompagnées de douleurs. En présence d'une hématurie asymptomatique à la bandelette urinaire, il convient de confirmer cette dernière en pratiquant un examen des sédiments urinaires avant d'initier des examens plus poussés. En cas d'hématurie asymptomatique, il est primordial d'exclure en premier lieu une tumeur des voies urinaires. Devant une hématurie symptomatique, on doit s'orienter vers une infection urinaire, une maladie lithiasique ou un traumatisme. Les processus infectieux peuvent être aussi bien douloureux que non douloureux. Alors que les hématuries macroscopiques ont souvent pour origine des pathologies significatives, le bilan diagnostique d'une hématurie microscopique doit être fondé sur les risques.

Les hématuries récidivantes associées aux infections urinaires récidivantes nécessitent un bilan urologique chez les patients des deux sexes afin d'éliminer un cancer ou d'autres pathologies.

Chez les patients sous anticoagulants, il convient de réaliser généralement le même bilan que chez les patients qui ne prennent aucun anticoagulant.

Le bilan urologique comprend une exploration endoscopique et radiologique en tenant compte des risques. Les résultats fournis permettront d'établir une conduite à tenir.

En cas de résultat urologique sans particularité, il convient de pratiquer une analyse qualitative des sédiments urinaires et pour finir des explorations néphrologiques.

Bibliographie

Chez l'auteur

6. Maladie lithiasique : diagnostic et options thérapeutiques adaptées

6.1. Introduction

La fréquence de la maladie lithiasique (urolithiase) est en augmentation à l'échelle mondiale. 5-9% de la population européenne (prévalence) en souffre ; les patients d'âge moyen (40-60 ans) étant particulièrement touchés par la maladie. Le rapport homme/femme est d'environ 2,5 dans le monde. La maladie lithiasique présente les caractéristiques d'un « problème de santé publique » telles que le diabète sucré ou l'artériosclérose en raison de sa fréquence élevée. Le nombre de nouveaux cas (incidence) est à la hausse et a triplé en Allemagne de 1979 à 2000 en passant de 0,54% à 1,47%. Les habitudes alimentaires modernes, le changement des conditions de vie ainsi que l'amélioration de la prise en charge médicale de la population, en particulier l'accès facile à l'échographie dans le diagnostic des calculs expliquent ce phénomène. En l'absence de mesures préventives, le taux de récidive est de 50% dans les 5 à 10 ans qui suivent une première crise. La probabilité augmente avec chaque nouvelle crise. Les symptômes cliniques de l'urolithiase sont variables et peuvent se traduire par des formes asymptomatiques, des douleurs lombaires sourdes, récidivantes en passant par des coliques extrêmement douloureuses.

Avec l'introduction de la lithotripsie extracorporelle (LEC) à la fin des années 80, le problème des lithiases urinaires semblait avoir été réglé ce qui n'était malheureusement pas le cas. Grâce aux innovations techniques et à la miniaturisation des instruments endoscopiques, l'aspect invasif des interventions a diminué et le succès de l'ablation endoscopique des calculs a augmenté au cours des dernières années, tout comme la prise en charge de la maladie lithiasique a pu être accélérée. La LEC devient de plus en plus obsolète en tant que traitement de première intention par rapport à l'urétérorénoscopie (URS) et à la néphrolithotapaxie (NLP).

Ce chapitre décrit la symptomatologie, les démarches diagnostiques et les options thérapeutiques de l'urolithiase. Les aspects de la prise en charge des récidives seront exposés dans un autre chapitre (☞ chapitre 7).

6.2. Démarches diagnostiques

Le diagnostic en urgence est établi grâce à l'interrogatoire, l'examen clinique, les examens sanguins et urinaire ainsi que l'imagerie qui permettront de confirmer la suspicion clinique, d'explorer la fonction rénale et d'éliminer une pyélonéphrite obstructive. Souvent, le diagnostic est évident en raison du tableau clinique. Outre la mise en œuvre des démarches diagnostiques en urgence, la priorité doit être donnée au traitement des coliques néphrétiques qui font partie des évènements les plus douloureux. La découverte d'une hématurie microscopique confirme la suspicion diagnostique. Un dosage des paramètres de la fonction rénale (créatinine, urée), des facteurs de la coagulation en cas d'indication opératoire ainsi que des facteurs de l'inflammation (leucocytes, CRP) s'impose.

Anamnèse
• Douleur : type, localisation • Fièvre, frissons • Symptômes végétatifs associés • Antécédents de coliques néphrétiques • Rein unique, insuffisance rénale
Clinique
• Température • Tension artérielle • Pouls
Biologie
• Créatinine, urée, CRP • Formule numération globulaire, bilan de coagulation • Bandelette urinaire, ECBU

Tableau 6.1 : Diagnostic.

Par la suite, les investigations paracliniques sont initiées avec pour objectif de :

- Mettre en évidence ou exclure une lithiase urinaire
- Localiser les calculs, leur taille et nombre
- Illustrer l'anatomie des voies excrétrices urinaires

Différentes techniques d'imagerie se prêtent au diagnostic d'urolithiase. En règle générale, l'échographie représente l'imagerie de première intention en raison de sa faisabilité et de son caractère sécuritaire (absence de rayonnements ionisants). L'évaluation vessie pleine des reins, de l'uretère proximal et pré-vésical peut avoir lieu rapidement et de manière concluante. Facilement accessible et économique, l'échographie des voies urinaires s'est imposée non seulement en urgence mais également lors d'examens de contrôle et au cours du suivi. Une dilatation du système caliciel, des calculs des voies urinaires et des modifications parenchymateuses sont alors recherchés. Il convient de rappeler qu'une obstruction aigue ne s'accompagne pas forcément d'une dilatation pyélocalicielle.

Le scanner supplante peu à peu les techniques de radiologie conventionnelle (abdomen sans préparation, urographie i.v.) en raison de sa grande sensibilité et spécificité, de la réduction croissante de l'exposition aux rayonnements ionisants (protocole low-dose) ainsi que de l'excellente planification du traitement qu'il permet (illustration des voies urinaires, de la position des calculs en trois dimensions ainsi que de leur densité). En cas de scanner natif non concluant, un produit de contraste peut être administré avec le risque de rupture du fornix lors de phénomènes aigus. L'imagerie par résonance magnétique (IRM) n'est indiquée que chez les enfants et la femme enceinte lors des démarches diagnostiques des lithiases.

6.3. Symptômes

Les calculs génèrent certains symptômes en fonction de leur position et de leur taille au sein des voies urinaires. La plupart des calculs sont asymptomatiques mais peuvent toutefois se manifester par des douleurs lombaires non spécifiques. Ils peuvent également être diagnostiqués de manière fortuite au cours d'autres examens médicaux. Habituellement, lors du passage du calcul dans l'uretère, les patients rapportent des douleurs à type de coliques qui traduisent une obstruction aigue de l'appareil urinaire supérieur. La crise de colique n'est pas due au péristaltisme majeur mais plutôt à l'augmentation de pression intra-rénale et de la mise en tension de la paroi urétérale. La douleur à la percussion en regard de la loge rénale et les douleurs sourdes, constantes, costo-lombaires sont une conséquence de cette mise sous tension de la capsule rénale. L'irradiation de la douleur permet de donner des indices cliniques quant à la localisation des calculs. Une lithiase située dans la partie proximale de l'uretère entraine une douleur de l'hypochondre alors qu'un calcul de la partie moyenne de l'uretère provoque une douleur abdominale, pelvienne et inguinale. En cas de lithiase logée dans la partie distale de l'uretère, la douleur est plutôt ressentie au niveau de l'appareil génital externe ipsilatéral (grandes lèvres et scrotum). Les calculs localisés dans la partie pré-vésicale ou intramurale de l'uretère entrainent fréquemment une irritation vésicale massive avec pollakiurie et dysurie. Les symptômes associés habituels sont les nausées et vomissements ainsi qu'un météorisme ou une atonie intestinale. Il existe une forte suspicion de pyélonéphrite obstructive lors de l'apparition concomitante de fièvre et de frissons.

Colique néphrétique – diagnostic différentiel
• Maladies des voies biliaires
• Appendicite, diverticulite sigmoïdienne, pancréatite, péritonite
• Hernie incarcérée
• Processus annexiel : inflammation de l'annexe, grossesse extra-utérine, torsion annexielle sur kyste ovarien
• Torsion testiculaire, épididymite
• Thrombose des artères/veines rénales, rupture d'anévrysme de l'aorte

Tableau 6.2 : Diagnostic différentiel de la colique néphrétique.

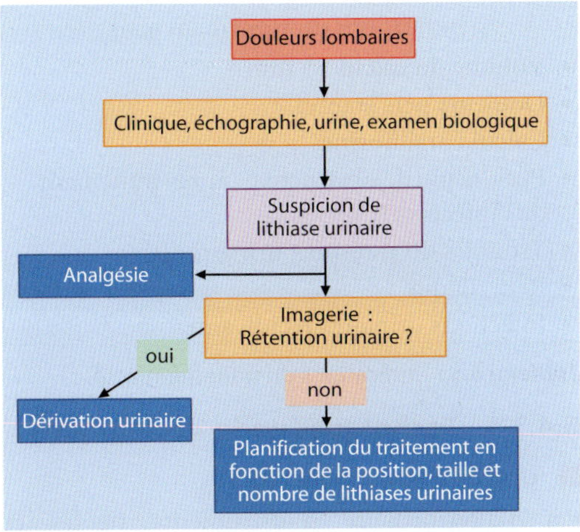

Illustration 6.1 : Algorithme en cas de calculs.

6.4. Traitement

6.4.1. Traitement médicamenteux

6.4.1.1. Traitement de la crise

Le traitement de la crise de colique néphrétique comprend un traitement rapide et adéquat de la douleur. Les anti-inflammatoires non stéroïdiens (AINS) comme le diclofénac ou le métamizol par voie i.v., intra-rectale ou orale représentent le traitement antalgique de base recommandé. Le métamizol diminue de plus la pression intraluminale et a un effet spasmolytique. Il est important de noter que lors de l'utilisation des AINS, une insuffisance rénale aigue peut survenir en cas de maladie rénale chronique ou de déshydratation. Leur prescription doit être prudente et leur administration ne devrait avoir lieu qu'après avoir mené l'interrogatoire du patient.

En raison de leur fort potentiel d'effets secondaires (en particulier les nausées) et de leur effet analgésique pur, les opiacés ne devraient être administrés qu'en cas d'inefficacité des médicaments non morphiniques. Le paracétamol, en tant qu'analgésique non opioïde doté de la même efficacité et d'un profil d'effets secondaires nettement moins importants que ces derniers, peut être utilisé. Il est proposé aux patientes enceintes comme alternative au métamizol.

Les parasympatholytiques n'ont pas de place dans le traitement standard de la colique néphrétique sauf en cas de calculs intra-muraux avec pollakiurie et dysurie. Un iléus déjà présent est souvent aggravé par la prise de parasympatholytiques, une baisse du tonus urétéral ne peut donc être obtenu de cette manière.

Colique néphrétique – Traitement médicamenteux
• Traitement de fond : Diclofénac (p.ex. Voltarène®) p.o. ou par voie rectale (max. 150 mg/j) ou métamizol (p.ex. Novalgine®) 1 g i.v. en perfusion courte (max. 4 g/j)
• Analgésie à la demande : Paracétamol 1g i.v. (max. 4 g/j)
• Analgésie à la demande : Péthidine 50-100 mg s.c. ou 25-50 mg i.v. (max. 500 mg/j)
• Traitement à la demande en cas de nausées/vomissements : métoclopramide (p.ex. Paspertin®) 20 mg supp. ou 10 mg i.v. (max. 30-40 mg/j)
• Traitement à la demande uniquement en cas de symptômes vésicaux comme pollakiurie et dysurie dans un contexte de calculs distaux : scopolamine butylbromide (p.ex. Buscopan®) 20 mg s.c. ou i.v. (max. 100 mg/j)
• Traitement à la demande en cas de calculs distaux afin de stimuler l'expulsion spontanée : tamsulosine (p.ex. Pradif T®) 400 µg p.o./j

Tableau 6.3 : Traitement médicamenteux de la colique néphrétique.

En cas de douleurs réfractaire au traitement, le cathétérisme des voies urinaires supérieures (sonde urétérale, sonde JJ) permet une amélioration rapide des coliques.

En cas de pyélonéphrite obstructive voire d'urosepsis, il convient d'assurer immédiatement un drainage urinaire avec mise en place d'une sonde urinaire ou d'une néphrostomie percutanée.

Indications d'une hospitalisation
• Fièvre et frissons
• Signes de septicémie
• Rein unique
• Oligo-/anurie
• Douleurs réfractaires au traitement, vomissements persistants

Tableau 6.4 : Indications d'une hospitalisation.

6.4.1.2. Chimiolitholyse

La chimiolitholyse orale par citrates alcalins ou bicarbonates de sodium n'est indiquée que pour le traitement des calculs d'acide urique (8-10% de tous les calculs). En cas d'hyperuricémie concomitante, le taux d'acide urique doit être baissé grâce à la prise d'allopurinol (100-300 mg/j). De plus, il convient de maintenir une diurèse importante.

6.4.2. Traitement conservateur

En cas de voies urinaires normales sur le plan anatomique, les calculs de moins de 5 mm de diamètre peuvent être expulsés spontanément en l'espace de quelques semaines. L'utilisation d'alpha-bloquants peut contribuer à l'évacuation naturelle des lithiases pré-vésicales. Il convient alors d'expliquer aux patients que le médicament est utilisé hors AMM dans ce cas et que des contrôles réguliers s'imposent. Chez les patients présentant des calculs urétéraux, l'intervalle entre les examens de contrôle ne doit pas dépasser 4 semaines. On ne sait au juste si l'augmentation de la diurèse ou un renforcement de l'activité physique favorise l'expulsion des calculs. Chez les patients asymptomatiques chez qui un traitement interventionnel n'est pas indiqué ou qui ne souhaitent aucune prise en charge active, des contrôles réguliers sont recommandés afin de dépister une croissance asymptomatique du calcul ou une dilatation urinaire chronique. Les examens de contrôle doivent avoir lieu à 6 mois puis une fois par an par échographie et éventuellement scanner afin de diagnostiquer l'augmentation de volume de calculs passés inaperçus.

6.4.3. Traitement chirurgical

Le choix de l'option thérapeutique dépend des antécédents, de la taille, de la localisation et de la composition des lithiases.

Le souhait des patients est de plus en plus souvent pris en compte quand il s'agit de décider d'un traitement conservateur ou actif.

Indications du traitement actif
• Volume du calcul >5 mm
• Douleurs persistantes
• Calcul coralliforme
• Pyélonéphrite obstructive (après traitement de l'infection)
• Troubles du transport urinaire
• Rein unique
• Infections urinaires récidivantes

Tableau 6.5 : Indications du traitement actif.

6.4.3.1. Techniques endo-urologiques

Urétérorénoscopie (URS)

Par l'intermédiaire d'instruments rigides et flexibles, une évaluation diagnostique des voies urinaires supérieures peut être entreprise de même qu'un traitement voire une extraction des calculs (☞ illustration 6.2). A cet effet, un urétéroscope semi-rigide ou flexible est introduit dans l'urètre puis est poussé de manière rétrograde le long de l'uretère après avoir être pénétré l'ostium urétéral. L'URS est indiquée dans le traitement des calculs urétéraux de tout diamètre et toute localisation, en cas de désintégration incomplète de calculs après LEC ou de position inaccessible de la lithiase pour la LEC. Chez les patients sous anticoagulants, l'URS représente une option thérapeutique privilégiée ; le traitement ne devant pas être interrompu. Les calculs atteignant jusqu'à 20 mm peuvent être traités par lithotripsie par laser au cours de l'urétérorénoscopie.

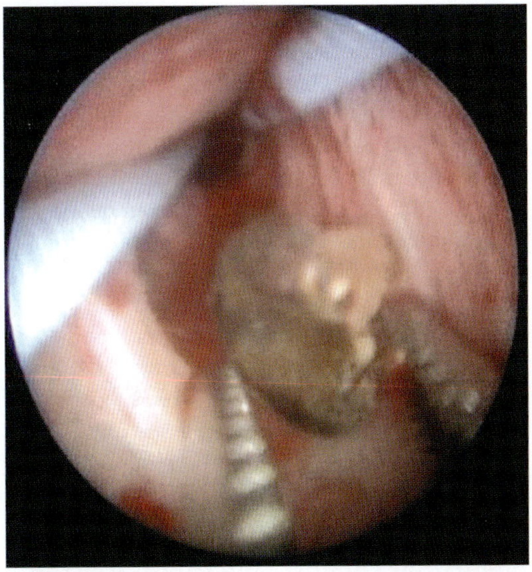

Illustration 6.2 : Ablation in toto d'un calcul urétéral distal par urétéroscopie. Le cliché endoscopique montre le calcul jaune entre les deux branches de la pince à préhension. L'uretère est mis sous tension grâce à deux fils guides (bleus).

Néphrolithotomie percutanée (NLPC)

Les calculs sont désintégrés et extraits sous contrôle de la vue grâce à un néphroscope introduit par voie percutanée. Avec un taux de complications inférieur à la méthode conventionnelle, la mini-NLPC (canal de néphrostomie de 14-22 Charrière, NLPC standard 24-32 Ch.) est de plus en plus souvent pratiquée (☞ illustration 6.3 a+b). La NLPC représente le traitement de premier choix en cas de calculs >2 cm, calculs coralliformes, calcul des diverticules caliciels et calculs caliciels inférieurs >2 cm.

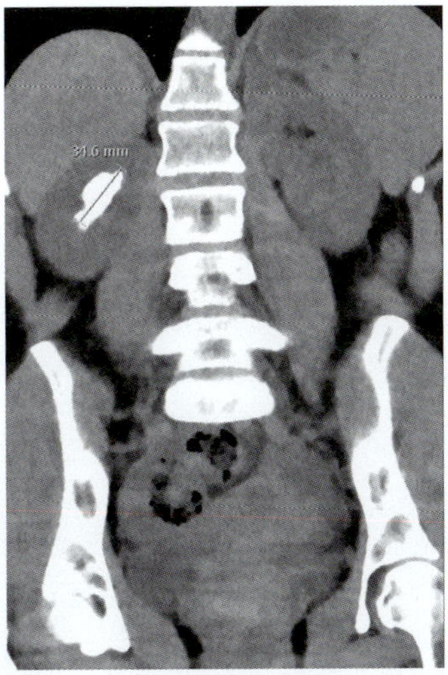

a

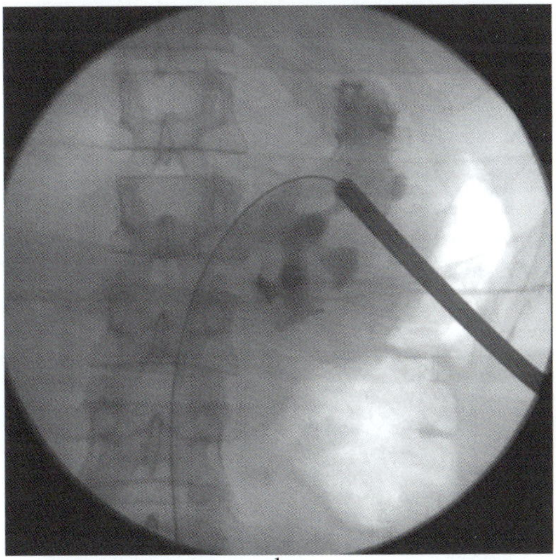

b

Illustration 6.3 a+b : Calcul coralliforme caliciel supérieur. Le patient étant en décubitus ventral, le rein est ponctionné sous écho-guidage comme illustré sur le cliché radiologique. Par la suite a lieu la dilatation du canal de ponction en canal opératoire. Sur le cliché, le trocart est placé dans le calice supérieur, on note par ailleurs le guide dans l'uretère.

6.4.3.2. La lithotripsie par ondes de choc extra-corporelles

La lithotripsie extra-corporelle (LEC) en tant que traitement de première intention a perdu beaucoup de son importance au cours des dernières années. Le geste peut être réalisé sous anesthésie générale, sous sédation-analgésie ou sous anesthésie péridurale. Grâce à l'application d'ondes de choc ciblées, certains calculs peuvent être désintégrés en petites particules qui sont alors éliminées dans les urines (☞ illustrations 6.4 + 6.5).

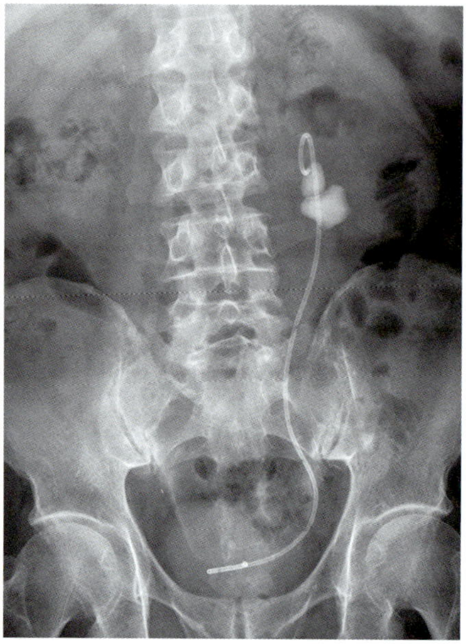

Illustration 6.4 : Néphrolithiase gauche. Sonde urétérale en place.

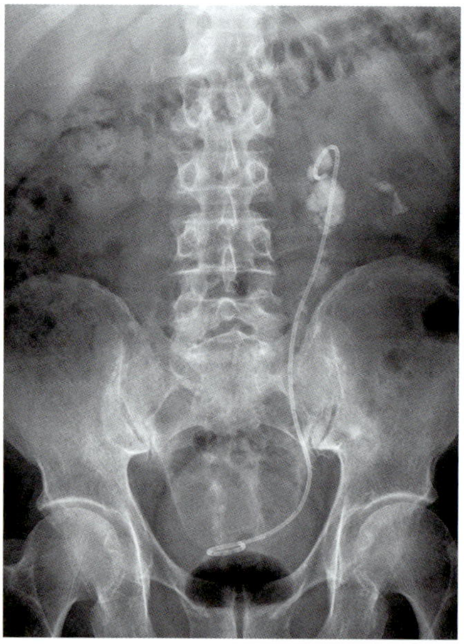

Illustration 6.5 : Particules du calcul désintégré dans le rein et l'uretère gauches 6 semaines après LEC. Sonde urétérale *in situ*.

Afin de garantir le débit urinaire et en cas de calculs volumineux, une sonde urétérale est quelquefois mise en place. Pour les calculs rénaux, la LEC peut être utilisée à la place des interventions endoscopiques urologiques pour de petits calculs (<10 mm) et pour des lithiases dont le diamètre est compris entre 10-20 mm qui sont localisées en dehors des calices inférieurs. Les contre-indications sont la grossesse, les troubles de la coagulation et les infections urinaires non traitées. Le taux de réussite défini par l'absence de calculs dans les 3 mois est de 80%. Les calculs de l'uretère proximal (<10 mm) peuvent également être traités avec succès par la LEC et ont le même taux de réussite que les méthodes thérapeutiques urétéroscopiques.

6.4.3.3. Traitement des calculs à ciel ouvert/par coelioscopie robot-assistée

Grâce aux progrès notables de la LEC et de l'endoscopie urologique, la plupart des calculs sont traités avec succès. L'urétérolithotomie ou la pyélonéphrolithotomie pratiquées chez moins de 1% des patients souffrant de lithiase, sont indiquées en cas de calculs massifs ou de pathologies associées des voies excrétrices urinaires (p.ex. sténose de la jonction pyélo-urétérale).

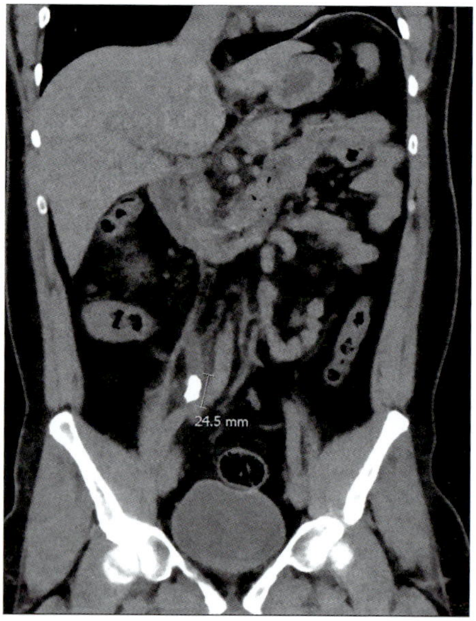

Illustration 6.6 : Volumineux calcul de la partie moyenne de l'uretère droit.

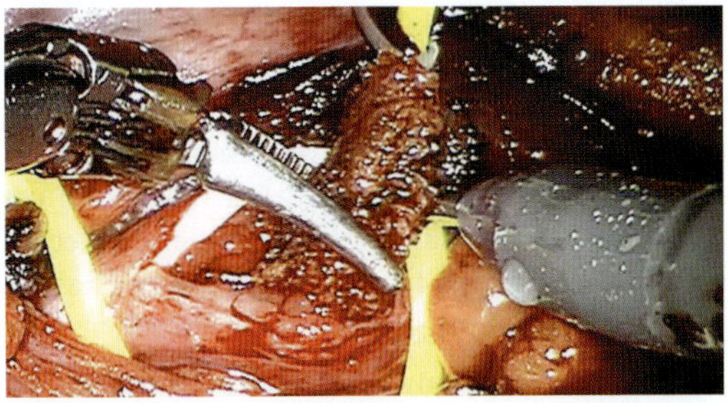

Illustration 6.7 : Urétérolithotomie coelioscopique robot-assistée. L'uretère est incisé dans le sens de la longueur en regard du calcul et est mobilisé par deux lacets jaunes en caoutchouc. Le calcul est saisi par deux pinces bipolaires tandis que l'uretère est drainé par une sonde JJ.

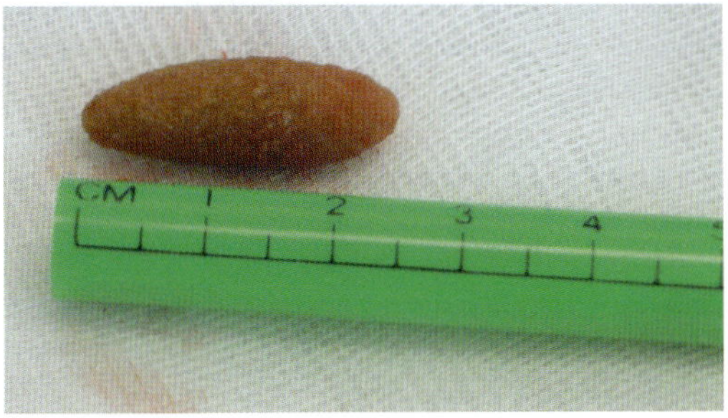

Illustration 6.8 : Calcul extrait de l'uretère.

Bibliographie

Chez l'auteur.

7. Prévention des lithiases rénales

7.1. Introduction et épidémiologie

La découverte de calculs chez les momies égyptiennes, les traités relatifs aux récits médicaux babyloniens-assyriens, grecs et romains ainsi que les lithotomistes ambulants (tailleurs de pierre) au Moyen-Age sont tout autant de témoignages d'une maladie qui accompagne l'homme depuis longtemps. Peut-on déduire qu'il existe une problématique fondamentale de la physiologie des reins ? Les descriptions historiques et les études d'observation actuelles mettent en évidence d'intéressants facteurs d'influence socio-économiques, géographiques et climatiques en termes de composition, localisation, fréquence, âge à la première manifestation et répartition entre les sexes.

Avec l'ère industrielle un changement s'est opéré et à la place des calculs vésicaux volumineux qui prédominaient autrefois, on observe dorénavant de plus petites lithiases plutôt situées dans les reins et les uretères. De nos jours, seuls les enfants malnutris arborent des calculs vésicaux (pays émergents) alors que dans les pays industrialisés, ces lithiases sont surtout associées aux atteintes vésicales neurogènes ou à l'hyperplasie bénigne de la prostate.

Dans les pays industrialisés, une augmentation de la prévalence et incidence des cas de lithiase urinaire a été constatée au cours des dernières années. En Allemagne par exemple, on observe une augmentation de la prévalence de 4 à 4,7% entre 1979 et 2000 avec passage de l'incidence annuelle de 0,54% à 1,47%. L'analyse de la *National Health and Nutrition Examination Survey* (NHANES) montre une augmentation progressive de la prévalence chez les adultes de 20-74 ans de 3,2% (1976-1980), 5,2% (1988-1994) à 8,4% (2007-2010). Autrement dit, aux Etats-Unis de 1994 à 2000 la prévalence des lithiases urinaires a augmenté et concerne maintenant une personne sur 11 au lieu d'une personne sur 20.

Lieske et al. ont trouvé une diminution de l'incidence de nouveaux cas de calculs urinaires par an chez l'homme à Rochester (Minnesota, USA) (1970 : 1,55% ; 2000 : 1,05%) alors que parallèlement, une nette augmentation a été observée chez les femmes (1970 : 0,43% ; 2000 : 0,68%). Cette observation a résulté en un inversement du rapport homme/femme de 3/1 à 1/3. Les raisons de ces différences de tendance entre les hommes et les femmes ne sont pas encore élucidées ; un changement de mode de vie a été évoqué.

Les travaux susmentionnés ont noté des différences concordantes en termes de survenue liée à l'âge : chez l'homme, la prévalence maximale a été observée pour la tranche d'âge des 60-69 ans (19%), chez la femme on note un plateau à partir de 40 ans (7,6-9,4%).

La prévalence des calculs urinaires montre de plus, une corrélation positive par rapport au standard de vie, elle est associée à des ethnies particulières (caucasiens > hispaniques > asiatiques > noirs) et présente une importante variabilité géographique. Cette variabilité concerne tant la composition des calculs que le risque de souffrir au cours de la vie d'une crise de colique néphrétique, la fourchette varie de 10-15% dans les pays occidentaux industrialisés à 20-25% au Moyen-Orient. Des différences génétiques et des facteurs environnementaux tels que les climats chauds (déshydratation) et l'exposition au soleil (vitamine D) ont été proposés comme explications (partielles) pour la variabilité géographique.

Calculs rénaux asymptomatiques

Une étude de dépistage au Pakistan a montré que l'échographie avait mis en évidence des lithiases avec une prévalence de 3% chez les patients asymptomatiques venus en ambulatoire. Les prévalences énoncées dans le chapitre précédent concernaient les épisodes de lithiases symptomatiques de sorte que la véritable prévalence devrait être plus importante.

Taux de récidives

On ne dispose que de peu de données très fiables sur les lithiases bien qu'il s'agisse pourtant d'une pathologie fréquente. On suppose toutefois qu'en général, le taux de récidives après une première crise de colique est de 34-40% dans les 5 années qui suivent, il atteint 50% pour les 5 à 10 années suivantes et est de 75% pour les 20 années qui suivent. Le taux de récidives dépend bien entendu du type de calculs, des facteurs de risque et des prédispositions (cf. ci-dessous). Après une récidive, la probabilité de survenue d'autres coliques augmente selon des intervalles de plus en plus courts.

7.2. Etiologies et physiopathologie

Nous connaissons des maladies génétiques ou congénitales qui s'accompagnent d'une formation accrue de calculs. Dans la plupart des cas, on ne retrouve toutefois pas de facteurs déclenchants.

La quantité et le type d'aliments et de boissons sont largement impliqués dans la composition des urines ; il y a donc lieu de conclure que ces deux facteurs jouent un rôle déterminant dans l'augmentation du risque de formation de calculs. Cette hypothèse est non seulement corroborée par les résultats des études épidémiologiques et interventionnelles mais également par les connaissances physiopathologiques et patho-génétiques de plus en plus détaillées sur la formation de calculs obtenues dans le cadre d'essais sur les animaux et chez l'homme.

Les substances éliminées par les reins s'accumulent dans les urines et certaines d'entre elles peuvent atteindre des concentrations qui se trouvent au-dessus du seuil de solubilité. Il n'est donc pas surprenant que dans des conditions physiologiques, les patients sains éliminent jusqu'à 10 millions de cristaux par jour dans les urines. On a pu identifier divers mécanismes complexes qui permettent de limiter la formation et surtout la croissance de cristaux dans des urines constamment sursaturées :

- Dans les urines, le **citrate** forme avec le calcium des complexes solubles (ce qui réduit la sursaturation de l'oxalate de calcium et du phosphate de calcium)
- Dans les urines, le **magnésium** inhibe la cristallisation de l'oxalate de calcium
- Les **macromolécules** (ostéopontine urinaire, protéine de Tamm-Horsfall, fragment 1 de la prothrombine urinaire, bikunine, facteur en trèfle 1) inhibent la production et la croissance des cristaux par différents mécanismes.
- Les **récepteurs des cristaux de protéines** (p. ex. Annexine II, phosphatidylsérine) situés sur la membrane des cellules tubulaires peuvent se lier à de petits agrégats de cristaux et les internaliser dans la cellule.
- En **intracellulaire**, des mécanismes faisant l'objet de régulations entraînent une nouvelle **dissolution** des cristaux absorbés par les récepteurs énoncés.
- Les **protéines de la matrice interstitielles** (sialoprotéine osseuse, ostéopontine) **favorisent une cristallisation/minéralisation interstitielle.**

Lorsque ce système complexe subit des changements, par exemple lors d'une diminution ou modification structurelle de la protéine de Tamm-Horsfall, on observe alors une cristallisation de l'oxalate de calcium pour des concentrations urinaires étonnamment basses. La formation

Paramètre	Risques	
Calcium	Hypercalciurie	
Oxalate	Hyperoxalurie	
Acide urique	Hyperuricosurie	
Citrate	Hypocitraturie	
Magnésium	Hypomagnésiurie	
Paramètres complémentaires		**Signes de**
Créatinine	• 7-13 mmol/j (femme) • 13-18 mmol/j (homme)	Trouble des fonctions rénales, problème de collecte
Sodium		Consommation excessive de sel
Profil du pH quotidien	Constamment >5,8	Acidose tubulaire rénale
	Constamment >7,0	Infection urinaire
	Constamment ≤5,8	Acidité permanente des urines
Poids spécifique	>1010	Consommation hydrique insuffisante

Tableau 7.1 : Facteurs de risque de la formation des calculs urinaires.

d'agrégats de cristaux plus importants que ceux observés dans le groupe témoin dans un contexte de sursaturation des urines identique, fait penser à un tel mécanisme. Un autre exemple sont les cristallisations interstitielles susmentionnées ; les plaques de Randall constituées d'apatite (phosphate de calcium). Lorsque ces dernières se forment de manière accrue, elles entrainent des lésions des cellules tubulaires avoisinantes et jouent un rôle déterminant dans la constitution des calculs en leur servant de noyau.

A l'heure actuelle, ces connaissances n'exercent pas toutes une influence immédiate sur le diagnostic ou le traitement, elles permettent toutefois d'avoir un aperçu des possibilités diagnostiques et thérapeutiques qui pourront être disponibles dans l'avenir. Les traitements actuels ont pour objectif d'influencer favorablement l'équilibre entre les facteurs lithogènes et protecteurs des urines (☞ tableau 7.1).

7.3. Analyse des calculs et évaluations initiales

Malgré le taux de récidives élevé mentionné cidessus, l'instigation d'examens plus approfondis pour chaque patient n'est pas nécessaire. Chez la plupart des patients porteurs de calculs, une prophylaxie générale des lithiases suffit à prévenir les récidives.

En tenant compte de la fréquence des calculs, une démarche diagnostique efficace et économique

Formation de lithiases récidivantes – Facteurs de risque	
• ≥3 calculs en 3 ans • Première manifestation chez les patients jeunes (<25 ans, enfants*) • Pathologies associées à la formation de calculs - Pathologies génétiques - Cystinurie (type A, B et C) - Hyperoxalurie primaire - Acidose tubulaire rénale de type I - 2,8-Dihydroxyadéninurie (déficit APRT) - Xanthinurie - Fibrose cystique - Hyperparathyroïdie primaire - Pathologies gastrointestinales - Bypass jéjuno-iléal - Syndrome de malabsorption - Maladie de Crohn - Colite chronique - Sarcoïdose • Facteurs de risque diététiques ** • Antécédents familiaux positifs	• Types de calculs particuliers, problèmes de calculs spécifiques - Lithiase d'infection (urate d'ammonium) - Acide urique et calculs d'urate - Formation de calculs de Brushite (calcium hydrogène phosphate : $CaHPO_4 \cdot 2H_2O$) - Fragments de calculs résiduels (3 mois après le traitement du calcul) - Néphrocalcinose - Calcul volumineux bilatéral • Malformations anatomiques - Rein unique*** - Ectasies tubulaires (rein en éponge médullaire) - Dilatation pyélique ou calicielle - Diverticule caliciel - Reins en fer à cheval - Urétérocèle - Reflux Vésico-urétral • Calculs associés à la prise de médicaments (☞ Tableau 7.2)

Tableau 7.2 : Facteurs de risque de la lithiase récidivante (patients à haut risque).

* Chez les enfants et les patients atteints de néphrocalcinose d'autres facteurs de risque doivent être considérés : maladie de Dent (CLCN5, chromosome X, syndrome de Fanconi), maladie de Bartter (hypokaliémie avec alcalose métabolique hypochlorémique, syndrome d'hypomagnésémie et d'hypercalciurie familiale (FFHNC, Paracelline-I, maladie autosomique récessive) néphropathie hyperuricémique familiale juvénile (FJHN ; MCKD), syndrome de Williams-Beuren et antécédant de prématurité.

** Tableau. 7.4

*** Un rein unique ne signifie pas per se qu'il existe un risque élevé de formation de lithiases. Ces patients devront toutefois veiller à respecter soigneusement les mesures préventives recommandées (prophylaxie) permettant l'identification d'un déficit physiologique ou d'une affection prédisposante voire une tendance à la production de calculs, doit être définie. Dans cette optique, il convient de trouver des réponses aux questions suivantes :

- Sévérité et type de lithiase urinaire ?
- Première crise de colique néphrétique ou crise répétée ?
- Maladie prédisposante ou facteurs de risque ?
- Antécédents familiaux de lithiase urinaire ?

Une analyse des calculs couplée à un bilan de base permet d'identifier les patients qui présentent un taux de récidives très élevé (env. 25-30% des patients porteurs de lithiases). Dans ce groupe, le traitement de la maladie sous-jacente est indiqué (p. ex. parathyroïdectomie en cas d'hyperparathyroïdie primaire) de même qu'un bilan élargi, le plus souvent réalisé par un urologue et spécifique du type de lithiases. Il en résulte des mesures spécifiques ou des médicaments complétant la prophylaxie générale (☞ illustration 7.1). Dans le tableau 7.2, on retrouve diverses situations à haut risque de récidives, des constellations anatomiques problématiques ou particulières pour lesquelles un traitement et des examens rapides sont indiqués (p. ex. lithiase d'infection). Les facteurs de risque diététiques globalement exposés seront abordés ci-dessous.

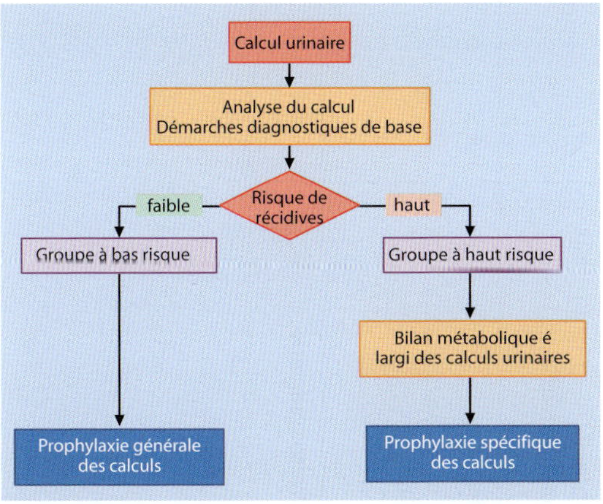

Illustration 7.1 : Algorithme de l'estimation du risque dans l'adoption des directives S2k relatives aux démarches diagnostiques, au traitement et à la prophylaxie des lithiases urinaires de la Société Allemande d'Urologie et du groupe de travail des calculs de l'Académie des urologues allemands de 2015.

> La découverte et le traitement primaire d'une lithiase urinaire ne doivent pas être considérés comme une finalité diagnostique ou thérapeutique, il convient plutôt de classer les patients dans un groupe à haut et faible risque.

Les calculs urinaires de l'enfant sont brièvement abordés ci-dessous. Les enfants sont en soi considérés comme appartenant à un groupe à risque ; des explorations plus poussées dans des centres spécialisés sont toujours indiquées.

7.3.1. Analyse des calculs et classification des lithiases urinaires

Les calculs sont composés de cristaux organiques et non organiques et d'une matrice protéique aux propriétés de liaison. La classification moderne repose sur l'analyse cristalline ou de leur composition chimique (☞ tableau 7.3). Selon la perspective, il existe d'autres systèmes de classification qui se recoupent en partie mais qui en définitive se complètent.

Systèmes de classification

- En fonction de la composition en cristaux/chimique
- En fonction de l'étiologie p. ex. lithiases d'infection ou étiologies génétiques
- En fonction de la localisation : calcul rénal, urétéral ou vésical, du bassinet, pyélon, calcul coralliforme partiel ou complet (dans ce cas calculs en bois de cerf)
- En fonction du caractère radio-opaque : calcul radio-transparent ou radio-opaque

L'analyse des calculs doit être effectuée conformément aux standards de qualité actuels par spectrométrie à infrarouge ou diffraction radiologique. Ces méthodes se caractérisent par une grande spécificité et sensibilité et sont capables d'identifier les composants des calculs avec une précision de 5 à 10%. En règle générale, 1 à 5 mg de matériel lithiasique suffisent. La technique de microscopie polarisée est une méthode qualitativement équivalente mais n'est disponible que dans peu de centres spécialisés. Les mesures chimiques de Nass sont considérées comme obsolètes.

Il convient de mentionner que la technique est limitée en cas de calculs urinaires mixtes (fréquents), dans la mesure où le pourcentage des

Type de calculs	Composition chimique	Nom du minéral	Fréquence		Point de cristallisation	Opacité radiologique	Remarques/ Etiologies potentielles
			Composant principal (% des cas)	Monominéral (% des cas)			
Oxalate	Oxalate de calcium-monohydraté	Whewellit	70,4	20,8		++	plutôt Hyperoxalurie
	Oxalate de calcium dihydraté	Weddellit				++	plutôt Hypercalciurie
Acide urique et urates	Acide urique	Uricite	11,0	8,0	pH <6,0	–	Malnutrition, diète-excès, syndrome myélo-prolifératif, surproduction endogène (déficit enzy-matique), Médicaments (p. ex. thiazide), goute, métabolisme catabolique
	Acide urique-Dihydraté		1,03	0,1		–	
	Urate d'ammonium		0,5	0,1	pH >6,5	–	IU, malabsorption et malnutrition
Phosphate	Phosphate ammo-niacomagnésien hexahydraté	Struvite	6,0	2,1	pH >7	+	IU
	Hydroxyl apatite carbonaté	Dahllite	4,8	1,1	pH ≥6,8	++	HI, HPT, RTA, traitement de NaBic, composants des calculs mixtes CaOx
	Phosphate de calcium dihydraté	Brushite	1,0	1,0	pH 6,5-6,8	++	aucune association avec les IU, calculs de Brushite purs plutôt rares, souvent composant mixte des calculs de CaOx
Calculs déterminés génétique-ment	Cystine		0,4	0,4		+	Tubulopathie, défaut de transport déterminé genet. pour les acides aminés dibasiques
	Xanthine					–	Déficit en adéninphosphoribosyltransférase, adé-nine à, la place de l'AMP 2,8-DHA = très difficile-ment soluble, cristallisation spontanée des urines
	2,8-dihydroxyadénine					–	Déficit en xanthinoxidase (XO), élimination élevée de la xanthine difficilement soluble dans les urines

Type de calculs	Composition chimique	Nom du minéral	Fréquence		Point de cristallisation	Opacité radiologique	Remarques/ Etiologies potentielles
			Composant principal (% des cas)	Monominéral (% des cas)			
Calculs iatrogène (médica-menteux)	Supplémentation en calcium- et vitamine-D					–	Hypercalciurie
	Acétazolamide, topiramate					–	Hypocitraturie
	Fortes doses de vitamine C (>4 g/d), Ethylène glycol (intoxication aigue), pénicillamine D					–	Hyperoxalurie
	Triamtérene et métabolites, sulfadiazine/Sulfaméthoxazole, quinolones, pénicilline G, céphalexine, acyclovir, indinavir/ritonavir/saquinavir, Allopurinol/oxypurinol, phénazopyridine, glafénine et métabolites, silicate					–	Précipitation dans les urines

Tableau 7.3 : Type et fréquence des calculs.

composants dépend de la partie du calcul qui a été évaluée.

Différentes étiologies peuvent être à l'origine de certains types de calculs (☞ tableau 7.3) ; la composition d'un calcul peut toutefois donner de précieux indices sur la pathogénèse, le risque de récidives et le traitement surtout lors du bilan diagnostique de base.

Lithiases d'infection

Les calculs constitués d'une combinaison de magnésium, ammonium et phosphate ou les calculs carbonate-apatites dus aux infections (dans les cas classiques par des bactéries produisant des uréases) ne sont pas éliminés complètement par un traitement antibiotique mais nécessitent une ablation chirurgicale. Une dilution urinaire suffisante et le cas échéant l'acidification des urines (pH 5.8-6,2) par L-méthionine (3 × 500-1.000 mg/j) pour améliorer la solubilité représente une méthode alternative. Toutefois, une prise de L-méthionine au long cours doit être justifiée et bien monitorée en raison des effets secondaires potentiels (acidose métabolique, hypercalciurie et hypocitraturie).

Calculs d'acide urique

En revanche, en cas de calculs d'acide urique, une alcalinisation des urines par des citrates alcalins est indiquée (citrate de potassium, citrate de sodium et calcium) ou du bicarbonate de sodium afin d'améliorer la solubilité de l'acide urique (objectif pH $\geq$ 6,2). En cas de calculs non obstructifs, une « chimiolyse » isolée peut s'avérer nécessaire. Dans le cadre de lithiases obstructives, un lavage local par l'intermédiaire d'une néphrostomie peut être évoquée. Il convient également de prendre en considération des méthodes naturelles et diététiques (Prophylaxie générale des calculs).

7.3.2. Démarches diagnostiques de base

Les démarches diagnostiques proposées dans le tableau 7.4 correspondent globalement aux directives S2k de la Société Allemande d'Urologie et du groupe de travail des calculs urinaires de l'Académie des Urologues Allemands de 2015 relatives au diagnostic, traitement et prophylaxie des lithiases urinaires. Il n'est malheureusement pas toujours possible d'analyser un calcul. Dans de tels cas ou devant une urgence (p. ex. en cas de suspicion de calculs d'acide urique ou de lithiase d'infection), les démarches diagnostiques de base seront élargies (☞ tableau 7.4 colonne « examens complémentaires en cas de calcul de composition inconnue »).

Anamnèse

Une anamnèse détaillée comportant les habitudes de vie, alimentaires et liquidiennes est particulièrement importante. Une recherche spéciale et ciblée comportant les antécédents personnels et familiaux de coliques néphrétiques, de maladies prédisposantes (☞ tableau 7.2), d'interventions chirurgicales, de prise de médicaments doit être effectuée.

Parmi les maladies prédisposant à la formation de calculs d'acide urique, on retrouve par exemple le diabète sucré, la goutte, l'hypertension artérielle ainsi que l'obésité ou une prise de poids notable et récente. Chez les diabétiques porteurs de calculs urinaires, on retrouve une augmentation de la fréquence des calculs d'acide urique de 30-40% par rapport aux patients non diabétiques (5-8%). Une résistance à l'insuline périphérique est étroitement liée à un pH urinaire bas ce qui favorise la précipitation des cristaux d'acide urique et qui représente probablement une manifestation rénale du syndrome métabolique.

Les patients aux antécédents de chirurgie bariatrique, de chirurgies pouvant entrainer une malabsorption, nécessitent une attention particulière et pas uniquement au décours de l'expulsion de calculs ! Les calcinoses rénales qui se développent à bas bruit lors d'une prise insuffisante de calcium et d'alcalins et qui est d'autant plus importante en cas d'émission accrue de selles liquides (perte de bicarbonates) peuvent aboutir à une insuffisance rénale irréversible dans des cas défavorables.

Examen clinique

L'examen clinique a pour objectif d'une part de déterminer si le patient n'est pas porteur de calculs ou s'il existe une obstruction à l'écoulement de l'urine. D'autre part, il permet de donner des indices sur le risque de récidives (anomalies anatomiques). En général, l'échographie abdominale en tant qu'imagerie largement disponible et dépourvue d'effet irradiant est utilisée en premier lieu. Dans un deuxième temps, le scanner spiralé est pratiqué en cas d'élargissement du bilan ou surtout en cas de type de calculs de composition inconnue (section ci-dessous) et dans le but de connaitre de façon précise le nombre total de calculs.

Mot-clé Imagerie : La question du choix de l'imagerie optimale se pose le plus souvent dans le cadre des démarches diagnostiques d'une crise de colique néphrétique. L'échographie, l'abdomen sans préparation, l'urographie et le scanner spiralé (sans injection de produit de contraste) sont considérés comme des techniques concurrentes ou complémentaires. La discussion des algorithmes diagnostiques n'est pas définitive et comprend des aspects tels que la sensibilité, la spécificité, l'efficacité en termes de coût, le caractère irradiant mais également la disponibilité des différentes méthodes.
Outre la découverte et la localisation des calculs, l'imagerie diagnostique primaire (radiologique) peut donner des premiers indices quant à la composition du calcul ; calcifié ou non calcifié (☞ tableau 7.3). Au scanner, une différenciation entre les calculs riches en calcium et pauvres en calcium est possible grâce à la mesure des unités Hounsfield qui n'est pas encore pratiquée de manière routinière ; les valeurs pouvant fortement varier en fonction de la technique du scanner.
L'imagerie permet de plus de fournir des informations relatives au traitement des calculs mais peut également contribuer à l'évaluation du risque de récidives dans certaines circonstances (p.ex. anomalies anatomiques). Pendant le suivi, l'absence de calculs ou la persistance de ces derniers aussi appelée « maladie lithiasique » peut être documentée.

Examens biologiques

Grâce aux paramètres proposés, il est possible de mettre en évidence des troubles métaboliques qui peuvent s'accompagner entre autres d'une lithiase.

Une hypercalcémie peut être due à une hyperparathyroïdie primaire, une sarcoïdose ou un cancer. Une hyperuricémie et des signes typiques de crises de goute à l'interrogatoire peuvent indiquer l'existence de calculs d'acide urique. Une hyperuricosurie (= facteur de risque de calculs d'acide urique) pouvant souvent survenir sans hyperuricémie associée, ce paramètre n'est pas considéré comme obligatoire par tous les experts. De plus, il est important de noter qu'une hyperuricémie peut être influencée par les médicaments et l'état d'hydratation et que des concentrations sériques d'acide urique très élevées (>600 µmol/l) peuvent être en faveur p. ex. d'un syndrome myéloprolifératif.

Les analyses d'urine sont réalisées de manière routinière grâce aux bandelettes urinaires caractérisées par une grande sensibilité. Les bandelettes utilisées doivent comporter les paramètres suivants : érythrocytes, leucocytes, nitrites, pH et densité urinaire. En cas de signes d'infections urinaires, il convient de vérifier obligatoirement la présence d'agents infectieux.

Une densité ou un poids spécifique urinaire élevé sont des signes d'une consommation d'eau insuffisante ; un facteur de risque majeur dans la formation de calculs urinaires.

Le pH urinaire à jeun (deuxième urine du matin) et surtout un profil quotidien du pH urinaire peuvent donner des indices étiologiques de valeur devant un type de calcul de composition inconnue. Il est important d'utiliser des bandelettes urinaires finement graduées pour la lecture du pH. Pour les cas où les valeurs du pH urinaire sont constamment >5,8 en l'absence d'infections, cela signifie qu'il existe un trouble de l'excrétion rénale d'acides dans le sens d'une acidose tubulaire rénale. Une consultation spécialisée est alors indiquée. Des valeurs du pH urinaire <5,3 montrent une « acidité permanent » avec risque élevé de cristallisation de l'acide urique.

Chez les enfants, un examen des sédiments urinaires doit absolument être effectué. La présence à l'examen microscopique de cristaux de cystine, xanthine et de 2,8-dihydroxyadénine est considérée comme pathognomonique des maladies métaboliques correspondantes.

Dans le cas où une situation à haut risque a été mise en évidence par les examens susmentionnés, une consultation spécialisée avec traitement du calcul ou la prise en charge de la maladie sous-jacente est de toute manière nécessaire dès la première manifestation et en cas de récidives de coliques néphrétiques (≥ 3 calculs en trois ans).

Lors des examens métaboliques diagnostiques, la concentration de calcium, oxalates, citrates, acide urique et éventuellement de magnésium est relevée

	Standard	Examen complémentaire en cas de calcul de composition inconnue
Anamnèse	• Interrogatoire portant sur la lithiase (antécédents de calculs, néphrocalcinose) • Enquête sur les habitudes alimentaires • Prise de médicaments • Antécédents familiaux	
Examen clinique	• Examen clinique • Echographie (évtl. scanner spiralé)	• Scanner spiralé
Sang	• Créatinine • Calcium (ionisé ou calcium total + albumine) • Acide urique (facultatif)	• Chez l'enfant : phosphates, parathormone, phosphatases alcalines, oxalate, gazométrie
Urine	• Bandelette urinaire (Leucocytes/érythrocytes/nitrites/ Protéines/pH/densité) • Uroculture (en cas de test positif à la bandelette urinaire) • Sédiments (au moins chez l'enfant)	• Profil journalier du pH urinaire (à chaque miction, au moins 4 mesures circadiennes)

Tableau 7.4 : Démarches diagnostiques de base.

dans les urines de 24 heures. Le risque de sursaturation est ainsi apprécié. Divers index mesurant le risque de cristallisation de l'oxalate de calcium (APCaOx, EQUIL-2, index de risques de Bonn) ont été créés. Toutefois, ces paramètres sont en cours de validation et ne peuvent donc être utilisés en tant qu'examens de routine.

Le dosage de la créatinine, du sodium et de l'urée vient compléter les paramètres. Outre la détermination de la clairance à la créatinine, la quantification de cette dernière permet de vérifier si la collecte sur 24 heures a été faite correctement. De plus, les éléments cités ci-dessus rapportés à la créatinine déterminent la clairance à la créatinine corrigée. Le dosage de sodium et d'urée permet de mesurer la consommation quotidienne de sel et de protéines respectivement.

Dans quelle mesure il est ainsi possible d'évaluer correctement la consommation quotidienne de sel reste à prouver d'après les analyses de Titze, qu'on peut qualifier de révolutionnaires. Il décrit dans la peau et les muscles une accumulation de sodium indépendante de l'eau.

La quantité éliminée de ces éléments étant grandement influencée par l'alimentation, ces investigations ne sont judicieuses que dans le cadre du régime alimentaire choisi par le patient même, régime qui a conduit à la formation de calculs et non dans les conditions de l'hospitalisation. Dans la mesure du possible, les examens métaboliques ne devront être effectués que dans les 2 à 3 mois qui suivent l'évacuation du calcul respectivement le traitement urologique. Les médicaments qui exercent une influence importante sur la composition des urines (diurétiques, citrates alcalins, allopurinol) devraient être arrêtés environ 2 semaines avant le recueil des urines.

Certains types de calculs nécessitent toutefois une élimination rapide et complète (p. ex. lithiases d'infection, calculs d'acide urique) et ne permettent pas d'attendre les résultats des examens métaboliques.

7.4. Prophylaxie générale des calculs

La prophylaxie générale des calculs urinaire comprend des mesures de base qui sont recommandées dans tous les cas. Pour les patients qui font partie des groupes à faible risque, ces mesures suffisent à prévenir les récidives et figurent dans le tableau 7.5.

Augmentation de la diurèse (« Prévention par les boissons »)
• Consommation liquidienne : 2,5-3,0 l/j • Ingestion d'eau circadienne (boire au coucher) • Boissons neutres sans impact sur les urines • Diurèse : 2,0-2,5 l/j
Alimentation
• équilibrée* • riche en fibres alimentaires • végétarienne • Ne pas restreindre l'apport de calcium ! (1.000-1.200 mg/j**) • Consommation de sel : < 6 g/j • Consommation de protéines : 0,8-1,0 g/kg PC/j*** (Protéines animales 5-7 ×/semaine, jamais 2 × par jour)
Normalisation des facteurs de risque généraux
• IMC entre 18 et 25 kg/m² (Recommandations pour adultes, ne concernent pas les enfants) • Limitation du stress • Exercice physique adéquat • Compensation des pertes hydriques importantes

Tableau 7.5 : Prophylaxie générale des calculs urinaires
* Pas de prise excessive de vitamines
** Pour les patients présentant une hypercalciurie due à un trouble d'absorption à partir de 8 mmol/j, d'autres recommandations sont en vigueur.
*** Chez l'enfant, le besoin en protéines est âge-dépendant et doit par conséquent être adapté de manière individuelle.

Quantité de boissons

Une des mesures les plus importantes et les plus efficaces est le maintien d'une quantité de boissons suffisante avec pour objectif une diurèse sur 24 heures d'au moins 2,0-2,5 l (ce qui signifie une consommation de boissons d'environ 2,5-3,0 l). Il est important de répartir harmonieusement la consommation de boissons dans la journée jusqu'au coucher. Chez les patients atteints de calculs une nycturie est à prévoir.

L'effet positif d'un apport en eau suffisant dans la réduction de formation de nouveaux calculs a été démontré dans une étude prospective, randomisée, comportant une période de suivi de 5 ans.

Le fait que le type de boissons joue un rôle déterminant fait l'objet de discussions. En général, une consommation excessive de thé noir (y compris de thé glacé) et de café n'est pas recommandée en raison du fort taux d'oxalates. Grâce aux nouvelles connaissances issues des études épidémiologiques, il semblerait que la consommation de thé et de café aurait des propriétés protectrices (quantité modérée, attention : données américaines, vraisemblablement avec préparation du café à l'américaine). Les jus de fruits sont conseillés en raison de leur concentration en potassium et en citrates. Une grande consommation de potassium est considérée comme un facteur protecteur (hypothétique entre autres raisons, grâce à une diminution de l'excrétion calcique ; comme on l'observe en cas d'élimination accrue de potassium par les reins). Toutefois, les études épidémiologiques (encore américaines) ont montré que la consommation de jus d'orange n'avait aucun effet protecteur vis-à-vis de la formation de calculs urinaires. Dans ce contexte, on s'interroge sur le rôle du fructose industriel qui est souvent ajouté. La consommation de fructose ajouté est corrélée à un risque élevé de syndrome métabolique et de maladies cardiovasculaires associées. On peut spéculer sur les raisons de l'inefficacité du jus d'orange dans la prévention des lithiases. En cas d'apport important de fructose, on constate l'apparition d'une hyperuricémie. L'augmentation de l'élimination rénale d'acide urique également présente représenterait donc un facteur de risque de la formation de calculs urinaires, et pas seulement de calculs d'acide urique !

En dehors de la prévention des infections urinaires récidivantes, il est déconseillé de boire de grandes quantités de jus d'airelles en raison d'une acidification des urines.

Alimentation

Il est crucial de motiver les patients atteints de calculs à respecter un régime alimentaire équilibré. Il ne s'agit pas dans ce cas d'un « régime spécial » ou d'une « diète » mais plutôt de s'alimenter de manière équilibrée et saine.

L'apport d'un excès de protéines (animales > végétales) va de pair avec une accumulation d'acides dans le corps, ce qui est compensé partiellement par les os par l'intermédiaire du catabolisme du calcium. Il s'accompagne aussi bien d'une élimination accrue de calcium par les reins que d'un abaissement du pH urinaire avec diminution de l'élimination des citrates. Ces deux variations métaboliques sont considérées comme des facteurs de risque de formation de calculs d'oxalates de calcium. Par conséquent, il est recommandé de consommer moins de protéines animales, plus de fruits et de légumes (riches en citrates).

L'effet positif d'un régime sans restriction calcique, comportant peu de protéines animales et une diminution de la consommation de sel a été démontré dans une étude prospective, randomisée.

En cas de calculs d'acide urique, il convient de réduire l'apport en protéines à 1,0 g/kg de poids corporel ainsi que la consommation d'aliments comportant des purines (foie, reins).

Il a été prouvé que le régime DASH (= *Dietary Approaches to Stop Hypertension*) non seulement a un effet anti-hypertenseur mais réduit également le risque de formation des calculs. Le régime DASH est caractérisé par une consommation importante de fruits et légumes, un pourcentage moins important de protéines animales, une ingestion relativement faible de sel et une consommation modérée de produits laitiers (*low fat*). En raison de l'apport plutôt important de vitamine C et de la faible prise de calcium, on ne s'attendait pas à cet effet protecteur.

Dans diverses études épidémiologiques, la quantité de calcium ingérée est inversement proportionnelle au risque de formation (idiopathique) de calculs d'oxalate de calcium. Le calcium ingéré semble avoir un effet protecteur. Comme l'a prouvé B. Hess de manière consiste dans son étude, le mécanisme d'action du calcium apporté par voie alimentaire s'explique principalement par la liaison à l'oxalate entérale.

L'argument selon lequel un apport important de calcium entraînerait une élévation de l'excrétion calcique et augmenterait donc le risque de formation d'autres calculs s'est entre temps révélé erronée et peut maintenant définitivement être considéré comme obsolète. La recommandation largement répandue selon laquelle les patients atteints de calculs urinaires devraient observer un régime alimentaire pauvre en calcium, est considérée comme étant à l'origine d'une diminution de la densité osseuse dans cette population par rapport aux patients sains.

La prise de suppléments en calcium avec ou sans vitamine D augmente légèrement le risque de formation de calculs riches en calcium. Une explication possible de ce phénomène réside en la consommation fréquente de ces suppléments à jeun et que contrairement au calcium alimentaire, l'effet de liaison aux oxalates fait défaut.

Néanmoins, il est déconseillé de consommer de manière importante (excessivement) des aliments comportant de grandes quantités d'oxalates (tels que la rhubarbe, les épinards, les amandes, les graines de sésame, la poudre de cacao). Les études épidémiologiques ont livré des informations intéressantes relatives à une diminution de la colonisation colique par les bactéries *Oxalobacter formigenes* en cas de calculs d'oxalate de calcium. Ces bactéries nécessitent obligatoirement la présence d'oxalate pour leur métabolisme énergétique ce qui réduit éventuellement la quantité d'oxalate intestinale et indirectement l'élimination rénale. Malheureusement, les premières études contrôlées ne montrent aucun effet attendu. De plus, de nombreuses questions restent sans réponse. L'administration de capsules contenant l'Oxalobacter dans le sens d'une vaccination ou l'administration de l'enzyme bactérien représente une indication thérapeutique potentielle.

La présence de magnésium dans les urines aurait aussi un effet protecteur, les mécanismes exacts conférant une protection ne sont pas connus en détail. En l'absence de problèmes gastro-intestinaux, une diminution de l'élimination du magnésium est le plus souvent d'origine alimentaire et n'apparait généralement pas dans le cadre d'un régime riche en fruits et légumes (aussi en noix).

Une consommation importante de sel est liée à une élimination accrue de calcium. Dans les études épidémiologiques, les femmes qui ont consommé peu de sel ont présenté une densité osseuse supérieure à celles qui en consommaient beaucoup. Ceci est également vrai pour les patientes végétariennes par rapport aux patientes qui mangeaient de la viande. L'ingestion de viandes va généralement de pair avec une consommation importante de sel. Ainsi, la réduction isolée d'ingestion de viande sans associer une diminution de la consommation de sel, ne suffit pas à améliorer le profil urinaire en termes de sursaturation.

En respectant les lignes directives suivantes, la consommation de sel peut être réduite à (6-)8 g par jour ; ne pas resaler, utiliser globalement moins de sel, faire attention aux sources « cachées » de sel (bouillon, aromes, Mirador etc., viande séchée, charcuterie, fromages à pâte dure, plats préparés, sauces toutes prêtes, sauce soja, consommation trop importante de pain), utiliser éventuellement des substituts.

7.5. Médicaments

Un traitement médicamenteux n'est en général indiqué que pour des situations à haut risque, après avis spécialisé. C'est la raison pour laquelle, ce thème ne sera pas abordé dans ce recueil.

7.6. Suivi

Après évacuation des calculs, aucune mesure spécifique ni suivi particulier n'est indiqué dans les suites d'un premier épisode de colique non compliqué. Après avis spécialisé, en cas de coliques néphrétiques répétées et/ou en présence de situations à haut risque, un examen de contrôle régulier avec urines des 24 heures doit avoir lieu afin d'évaluer l'efficacité des mesures diététiques ou éventuellement médicamenteuses. En fonction de la localisation du calcul, un suivi régulier par échographie est également réalisé.

7.7. Conclusion

La néphrolithiase est fréquente et en augmentation dans les pays industrialisés occidentaux. Les étiologies sont variées et souvent ne font pas l'objet de recherches détaillées en pratique quotidienne. Le plus important pour le dépistage et les recommandations en termes de prévention des récidives est la classification des patients respectivement en patient à haut et faible risque, ce qui est possible par les démarches diagnostiques de base et une analyse des calculs dès le premier épisode de colique néphrétique. Une prophylaxie générale dans le groupe à faible risque est suffisante pour éviter la récidive. Un facteur crucial est le respect d'une quantité suffisante de boissons, les recommandations en termes d'alimentation correspondent à une alimentation « raisonnable » et saine en respectant en particulier un apport suffisant en calcium.

Bibliographie

Chez l'auteur.

8. Endocrinologie en urologie

Les glandes surrénales, les reins, les testicules et le traitement hormonal en cas de pathologies prostatiques font partie au sens large des aspects endocrinologiques de l'urologie. Les traitements tels que la thérapie anti-androgénique dans le cadre du cancer de la prostate, le traitement substitutif de la testostérone en cas d'hypogonadisme ainsi que les démarches diagnostiques et le traitement des adénomes sécrétants ou des carcinomes des surrénales sont réalisés en étroite collaboration entre médecins d'autres spécialités et médecins traitants. Chez les patients présentant une hypertension artérielle, il est important de dépister une hypertonie d'origine rénale-endocrinienne. Par la suite sont résumés pour la pratique quotidienne les principaux tableaux cliniques, les démarches diagnostiques ainsi que les traitements.

8.1. Pathologies des reins et des surrénales

8.1.1. Incidentalome

Ce terme désigne toute tumeur des glandes surrénales sans symptômes clinique découverte fortuitement à l'imagerie. Les tumeurs surrénaliennes font partie des tumeurs les plus fréquentes de l'homme avec une prévalence chez l'adulte d'env. 3% (près de 10% chez les octogénaires).

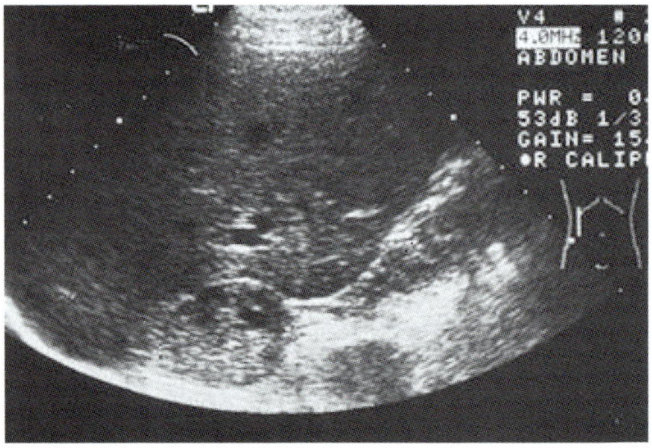

Illustration 8.1 : Cliché échographique d'une tumeur des surrénales droites.

Sur le plan du diagnostic différentiel, entrent en ligne de compte aussi bien les tumeurs surrénaliennes primitives que les métastases d'autres tumeurs (cancer bronchique, cancer du sein etc.).

Lorsqu'une masse surrénalienne est découverte au cours d'un bilan d'extension ; il ne s'agit pas à strictement parler d'un incidentalome. Près de 80% des tumeurs des surrénales de découverte fortuite sont des tumeurs non sécrétantes (incidentalome) alors qu'env. 20% le sont. Le risque de malignité augmente avec la taille et 25% des masses surrénaliennes de plus de 6 cm sont des cancers des surrénales.

Démarches diagnostiques

Les démarches diagnostiques à la recherche d'une activité endocrinienne doivent se faire selon les propriétés radiologiques d'un incidentalome et suivants les signes cliniques en présence afin de mettre en évidence un syndrome de Cushing, un phéochromocytome ou un hyperaldostéronisme primaire (syndrome de Conn).

Mesures diagnostiques

- Examen clinique, en particulier signes de maladie tumorale ou d'activité hormonale.
- Examen biologique
  - Test de suppression avec 1 mg de déxaméthasone pour tous les incidentalomes.
  - Métanéphrine plasmatique ou urinaire pour tous les incidentalomes dont la densité ≥ 10 unités Hounsfield (HU) au scanner
  - Rapport aldostérone-rénine en cas d'hypertension/hypokaliémie

Les examens appropriés sont décrits dans les chapitres respectifs.

La biopsie des surrénales n'est pas indiquée.

Imagerie

- Scanner abdominal sans produit de contraste est recommandé en première intention : Si la lésion a une densité ≥ 10 HU, il s'agit d'un adénome surrénalien bénin et riche en lipides.
- Si la lésion a une densité >10 HU, une imagerie de modalité différente ou un contrôle à 6-12 mois doit être effectué :
  - Scanner avec produit de contraste afin d'évaluer le *wash-out*du produit de contraste ; un *wash-out relatif*$>40\%$ et absolu $>60\%$ en 10 minutes sont également en faveur d'une lésion bénigne.

- IRM: Les avantages de l'IRM sont l'absence d'irradiations et d'utilisation d'un produit de contraste à base d'iode

Traitement

L'ablation chirurgicale des tumeurs surrénaliennes asymptomatiques et non sécrétantes, unilatérales, d'aspect bénin n'est pas recommandée. Les valeurs définies du *cut-off* ≤4 cm sont arbitraires. En cas de valeurs ≤4 cm et un caractère bénin (densité basse), la probabilité de cancer est très faible. Dans cette situation, un contrôle unique comportant un examen clinique, biologique et radiologique peut être évoqué à 6-12 mois. D'autres contrôles ne sont pas nécessaires si la taille reste stable en l'absence de signes d'activité hormonale. Les masses d'aspect atypiques à l'imagerie ou >4 cm devront faire l'objet d'une discussion interdisciplinaire. Les options thérapeutiques comportent la surrénalectomie ou les examens de contrôle.

Indication opératoire

- Tumeurs sécrétantes
- Tumeurs >4 cm
- Augmentation de la taille de 20% à l'examen de contrôle ou d'au moins 5 mm

8.2. Etiologies de l'hypertonie rénale-endocrinienne

8.2.1. Hypertonie réno-vasculaire

Bien qu'une athérosclérose réno-vasculaire ou une sténose de l'artère rénale soient fréquentes chez les personnes âgées, l'hypertension réno-vasculaire ou la progression vers l'insuffisance rénale est plutôt rare. Il existe néanmoins une concomitance plus élevée enprésence d'une coronaropathie ou d'une artériopathie oblitérante périphérique. Une sténose de l'artère rénale est importante sur le plan clinique lorsqu'elle est ≥ 60%. L'activation par ischémie du système rénine-angiotensine-aldostérone (SAR) joue un rôle central. On ne sait pas si (et si oui quand) les patients présentant une sténose de l'artère rénale profitent d'une pose de stent de l'artère rénale en termes d'hypertension et de fonctions rénales par rapport à une stratégie médicamenteuse. Les patients plus jeunes atteints d'une forme rare d'hyperplasie fibro-musculaire et d'hypertension incontrôlée tirent profit d'une intervention chirurgicale ; des sténoses résiduelles peuvent toutefois apparaitre par la suite dans 10-11% des cas.

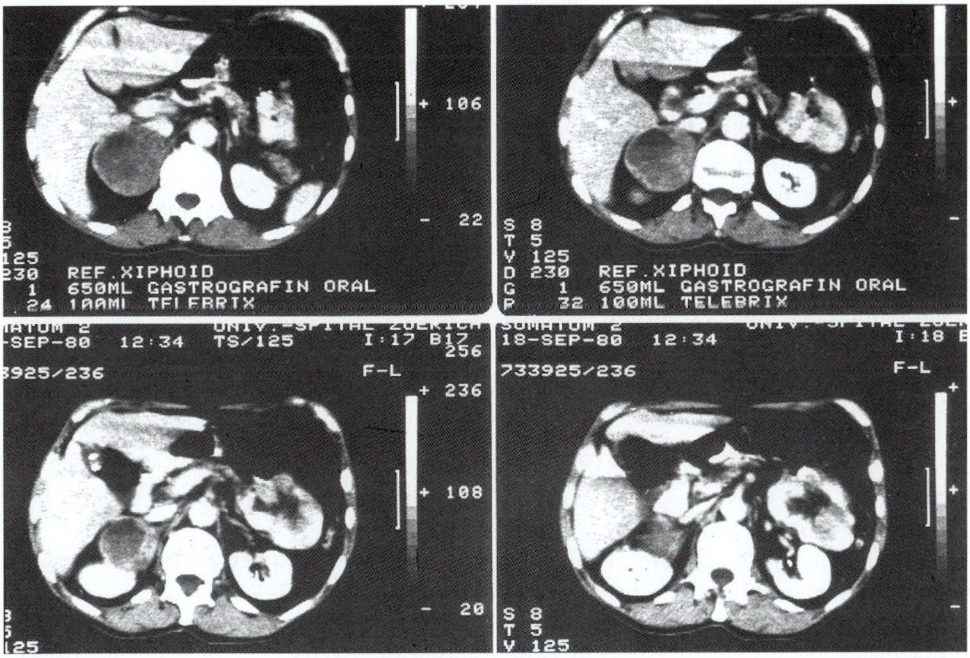

Illustration 8.2 : Scanner d'une tumeur surrénalienne droite.

Démarches diagnostiques

En cas de risques tels que l'âge, le sexe féminin, l'hypertension résistante au traitement/ accélérée, une artériosclérose manifeste, une dégradation rapide et inexpliquée des fonctions rénales ou un œdème aigu du poumon d'origine non cardiaque malgré l'adhérence au traitement :

- Echographie-doppler des reins et artères rénales
- En complément le cas échéant, scanner injecté ou IRM p.ex. en cas de résultats échographiques incertains
- Angiographie rarement
- De plus : électrolytes sériques, valeurs de la fonction rénale, recherche d'une hyperaldostéronisme secondaire, diagnostic différentiel : maladies rénales inflammatoires et glomérulopathies

Traitement

Contrôles des facteurs de risques par traitement médicamenteux et inhibiteur du SRA. L'angioplastie avec et sans stents peut être évoquée :

- Chez les patients présentant une sténose bilatérale de l'artère rénale et insuffisance cardiaque aigue
- En cas de sténose de l'artère rénale uni ou bilatérale avec signes d'aggravation de la fonction rénale, œdème pulmonaire récidivant, hypertension accélérée malgré un traitement adéquat
- En cas d'atrophie rénale unilatérale et sténose de l'artère rénale significative controlatérale

L'angioplastie n'est pas indiquée en cas de sténose athérosclérotique de l'artère rénale lorsque la fonction rénale est stable dans les 6 à 12 mois précédents et lorsque la tension artérielle peut être contrôlée par un nombre raisonnable de médicaments. Les dissections vasculaires, malformations vasculaires congénitales, rares syndromes tels que la maladie de Takayasu avec participation réno-vasculaire et artères rénales accessoires nécessitent souvent une approche multidisciplinaire.

8.2.2. Hypertonie parenchymateuse rénale

Les troubles circulatoires rénaux aigus ou chroniques (embolie, athérosclérose, hémorragie, peri-opératoire) peuvent entrainer une hypertension artérielle par activation du système rénine-angiotensine de même que par atteintes de la fonction excrétrice du rein et activation du système sympathique. Ce mécanisme s'applique également aux néphropathies congénitales et acquises telles que la polykystose rénale ou les glomérulonéphrites inflammatoires, l'atrophie rénale unilatérale ainsi que toute insuffisance rénale à un stade avancé indépendamment de son étiologie. Le diagnostic se fait par l'imagerie et les examens biologiques comme pour l'hypertension réno-vasculaire. Dans des situationséquivoques, une biopsie rénale peut être évoquée. Le traitement est en général conservateur-médicamenteux, interventionnel dans de rares cas.

8.2.3. Tumeurs rénales sécrétantes

Un réninome produisant de la rénine est une tumeur extrêmement rare. Il s'agit souvent d'un nodule de très petite taille caractérisé par une production importante de rénine, une concentration de rénine plasmatique élevée ainsi qu'une hypertension artérielle induite par l'angiotensine. La résection tumorale permet la guérison. D'après des études récentes chez les enfants atteints de tumeurs de Wilms sécrétantes, on retrouve également chez environ 50% des patients, une hypertension artérielle consécutive à la production anormale de rénine. Dans ce cas, l'ablation chirurgicale de la tumeur représente le traitement de premier choix.

8.3. Tumeurs surrénaliennes bénignes sécrétantes

8.3.1. Adénome surrénalien corticotrope (syndrome de Cushing)

Le diagnostic d'un hypercortisolisme endogène est complexe. Un hypercortisolisme peut être primaire dû à une stimulation centrale par l'ACTH ou secondaire (facteurs (exogènes). Avec une incidence de 2-3 cas sur un million, le syndrome de Cushing symptomatique est une affection très rare. Les femmes sont plus touchées que les hommes (3/1). Un hypercortisolisme latent est toutefois plus fréquent dans certainespopulations (diabétiques, patients atteins d'ostéoporose, alcooliques) et leur signification clinique n'est pas entièrement élucidée.

Tableau clinique du syndrome de Cushing symptomatique

1. Métabolisme des lipides : facies lunaire, bosse de bison au niveau de la nuque, obésitté tronculaire, hypercholestérolémie

2. Métabolisme des glucides : métabolisme diabétogène

3. Métabolisme des protéines : atrophie musculaire, ostéoporose

4. Peau : acné, ulcères, vergetures pourpres, amincissement de la peau, ecchymoses

5. Femmes : signes de virilisation, hirsutisme, troubles menstruels

6. Troubles psychiques : adynamie, états dépressifs, psychoses

7. Hypertension artérielle

Démarches diagnostiques

- Anamnèse (étiologies exogènes secondaires), examen clinique
- Le dosage du cortisol salivaire nocturne ou le test de freinage par 1 mg de dexaméthasone permettent d'éliminer un hypercortisolisme. Un syndrome de Cushing peut être exclu si le cortisol plasmatique après le test à la dexaméthasone <50 nmol/l.
- Des examens de confirmation et le cas échéant la répétition de tests s'imposent pour confirmer le diagnostic.
- En cas de résultats équivoques ou pour élargir le reste du bilan diagnostique, il convient d'adresser les patients à un spécialiste expérimenté. La localisation de la production hormonale est compliquée et un hypercortisolisme ACTH-dépendant doit être exclu.

Traitement

- Lorsqu'il a été démontré que l'hypercortisolisme était dû à une tumeur surrénalienne bénigne/maligne, la surrénalectomie représente le traitement de premier choix.
- En cas de tumeur maligne inopérable, le traitement de la tumeur et des symptômes se retrouve au premier plan. Les principes actifs utilisés sont entre autres le kétoconazole (délai d'action rapide) ou le mitotane (délai d'action lent).

8.3.2. Hyperaldostéronisme primaire sur adénome (syndrome de Conn)

La prévalence de l'hyperaldostéronisme primaire dans le cadre d'un adénome surrénalien produisant l'aldostérone ou d'une hyperplasie surrénalienne a sans doute été sous-estimée jusqu'à présent. En fonction des études, elle représente 6 à 18% chez les patients aux antécédents connus d'hypertension artérielle. La probabilité d'un hyperaldostéronisme primaire augmente en cas d'hypertension sévère et/ou résistante au traitement, hypokaliémie, lésions organiques terminales et augmentation de volume des surrénales. L'hypokaliémie n'est pas toujours présente (<40%), de sorte qu'une kaliémie normale n'exclut pas un hyperaldostéronisme. Un hyperaldostéronisme primaire doit être différencié des formes secondaires. Un hyperaldostéronisme secondaire est observé en cas de sténose de l'artère rénale par activation du système rénine-angiotensine-aldostérone, de traitements médicamenteux et d'une diminution de l'élimination (cirrhose du foie).

Symptômes

Les symptômes observés sont souvent non spécifiques. Les signes clés sont l'hypokaliémie et l'hypertension artérielle thérapie-résistante.

Démarches diagnostiques

- Anamnèse et examen clinique
- Electrolytes et créatinine
- Le calcul du rapport aldostérone/rénine (RAR) est actuellement conseillé en tant que test de dépistage primaire. Il présente une haute sensibilité et une grande valeur prédictive négative. L'analyse doit être effectuée dans le respect de conditions strictes, standardisées, le matin, au moins deux après le réveil et 5-15 minutes en position assise. Les aliments doivent comprendre un taux de sel normal et la kaliémie doit être normale. Lors de l'exploration, les antihypertenseurs peuvent être poursuivis (à l'exception de la spironolactone qui doit être interrompue au moins 4 semaines avant le test). Un arrêt du traitement anti-hypertenseur n'est généralement pas recommandé pour des raisons diagnostiques en raison d'un dangereux effet rebond de l'hypertension. Si le traitement antihypertenseur n'a pas encore été instauré ou si le tableau clinique le permet, les diurétiques, les inhibiteurs du système rénine-angiotensine et les bétabloquants seront arrêtés au moins deux semaines avant l'examen ce qui facilitera l'interprétation des résultats. Si le RAR est inférieur à 64 à deux reprises et pour des valeurs de la rénine plasmatique exprimée en mIU/l et/ou l'aldostérone plasmatique est inférieure à 240 pmol/l, un hyperaldostéronisme primaire est peu pro-

bable et peut être exclu. Dans tous les autres cas, les patients devraient être adressés à des spécialistes expérimentés dans le bilan diagnostique de l'hypertension artérielle, afin de bénéficier d'autres explorations. Il convient de noter que différentes méthodes peuvent être utilisées et en particulier, les résultats peuvent être exprimés dans différentes unités. Une application qui a été créée pour l'interprétation des résultats peut s'avérer utile dans ce cas.

- Lorsqu'un hyperaldostéronisme primaire a été mis en évidence (un test de confirmation doit être effectué et les patients doivent être adressés à un spécialiste), un échantillonnage veineux surrénalien doit être envisagé afin de confirmer qu'il existe bien une production d'aldostérone unilatérale, qui sert d'indication à la procédure chirurgicale. Si l'on se base uniquement sur le résultat de l'imagerie (scanner/IRM) pour poser l'indication de la chirurgie : on risque l'ablation d'un adénome surrénalien non sécrétant.

Traitement

- Hyperaldostéronisme primaire sur adénome surrénalien : surrénalectomie chirurgicale
- Chez les patients qui ne souhaitent pas de traitement chirurgical, ou en cas de suspicion d'hyperplasie ou de production d'aldostérone bilatérale, un traitement de spironolactone sera instauré et un contrôle du volume des surrénales sera effectué dans les 6 à 12 mois qui suivent le début du traitement. La posologie initiale de la spironolactone est de 12,5-25 mg par jour (une fois par jour) ; la dose minimale efficace sera recherchée avec un titrage progressif de la dose par pallier de 100 mg ou plus. L'incidence des gynécomasties (env. 10%) est dose-dépendante. A l'opposé, l'incidence des troubles menstruels chez les femmes ménopausées n'est pas connue. Une faible dose de diurétique de type thiazide ou amiloride peut diminuer la nécessité de prescrire de fortes doses de spironolactone. L'éplerone est un antagoniste sélectif des récepteurs des minéralocorticoïdes sans effet anti-androgénique ou imitant la progestérone et réduit par conséquent les effets secondaires. Les fonctions érectiles sont toutefois plus perturbées que lors de la prise de spironolactone (60%), de plus en raison de sa demi-vie plus courte, il est possible qu'une prise répétée dans la journée s'avère nécessaire. Selon une étude en double aveugle, la prise unique d'éplenerone a été moins efficace que la spironolactone dans la baisse de la tension artérielle en cas d'hyperaldostéronisme.
- Syndrome de Conn secondaire : traitement des étiologies

La surrénalectomie après confirmation de l'existence d'un adénome sécrétant (par échantillonnage veineux surrénalien) améliore l'hypokaliémie chez tous les patients et permet l'éradication de l'hypertension chez 35-60% des patients (tension artérielle <140/ 90 mmHg sans traitement médicamenteux). Malheureusement, un traitement antihypertenseur s'impose dans de nombreux cas en raison de l'hypertension essentielle. Les facteurs qui sont très probablement associés à une guérison sont :

- L'absence d'antécédents familiaux d'hypertension artérielle
- Un traitement comportant deux anti-hypertenseurs tout au plus en pré-opératoire
- Patients jeunes
- Courte durée de l'hypertension artérielle
- Absence de remodelage vasculaire

8.3.3. Tumeurs surrénaliennes androgéno-sécrétantes

Les tumeurs surrénaliennes androgéno-sécrétantes sont extrêmement rares et font partie des syndromes adréno-génitaux acquis (SAG). Les enfants sont souvent concernés. Les autres étiologies du SAG acquis peuvent être les tumeurs ovariennes ou testiculaires produisant des androgènes ou surtout la prise exogène d'anabolisants, d'androgènes ou de glucocorticoïdes. On distingue le SAG acquis du SAG congénital qui repose sur un défaut de la synthèse stéroïdienne d'origine congénitale (déficit en 21-hydroxylase). Le tableau clinique est variable et dépend du sexe et de la constellation hormonale.

Démarches diagnostiques

Dosages plasmatiques des androgènes, testostérone, dihydroépiandrostérone (DHEA) et hormone adrénocorticotrope (ACTH) le cas échéant hormone lutéinisante (LH). Imagerie abdominale afin d'éliminer une tumeur.

Traitement

- En cas de tumeur ; résection chirurgicale

- En cas de SAG congénital : traitement substitutif avec de la cortisone

8.3.4. Phéochromocytome

Le diagnostic de phéochromocytome est très rare toutefois en raison des complications potentiellement létales, il est souvent recherché. De plus, l'utilisation de certains médicaments (tels que p. ex. les béta-bloquants, les opioïdes, la cortisone) peut entraîner une libération de catécholamines pouvant mettre la vie du patient en danger. En cas de phéochromocytome, on retrouve une production excessive de catécholamines induite par la tumeur. La production porte surtout sur la noradrénaline qui provient le plus souvent des glandes surrénales (90% par les cellules chromaffines des surrénales) mais également des ganglions paravertébraux (paragangliome).

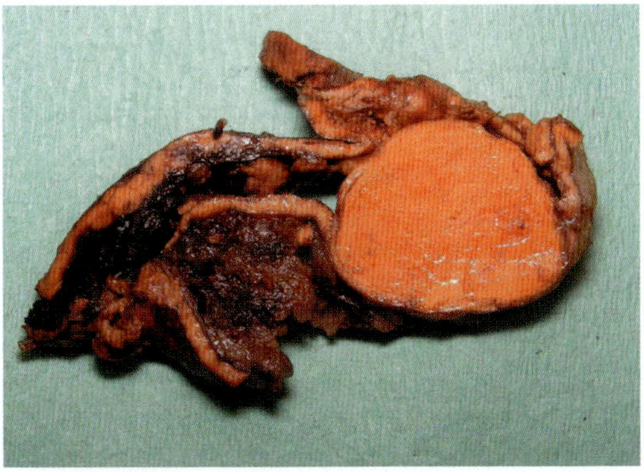

Illustration 8.3 : Pièce opératoire de résection surrénalienne (phéochromocytome).

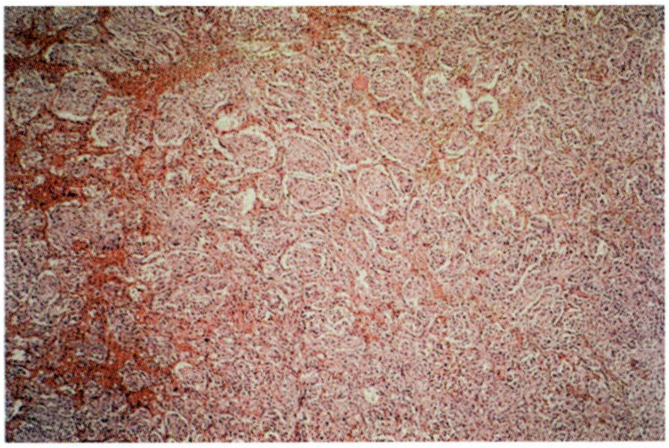

a

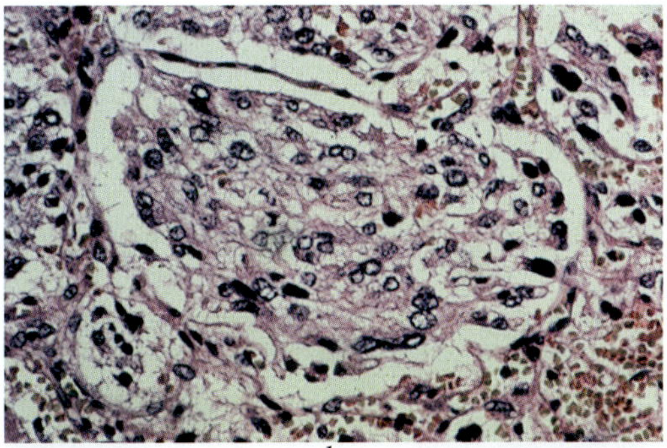

b

Illustration 8.4 a+b : Pièce histologique après extirpation de la glande surrénale (phéochromocytome et classiques « amas cellulaires en boule » sans atypies).

Symptômes

- Hypertension paroxystique ou crises hypertensives avec hypertension artérielle persistante
- Episodes de céphalées, transpiration, palpitations, pâleurs, anxiété
- Antécédents familiaux de phéochromocytome
- Stigmates cutanés de neurofibromatose (taches café au lait, neurofibromes)

Démarches diagnostiques

- Dosage de la métanéphrine libre plasmatique
- Dosage de la métanéphrine urinaire fractionnée dans les urines de 24 heures (métanéphrine, normétanéphrine, adrénaline, noradrénaline, dopamine)
- En cas de signes biochimiques évidents, l'imagerie est alors initiée pour localiser la tumeur. Dans ce cas, le scanner reste l'imagerie de premier choix en raison de la bonne résolution spatiale du thorax, de l'abdomen et du pelvis. L'IRM est indiquée pour localiser les métastases du cou et de la base du crâne ainsi qu'en cas d'allergie au produit de contraste.
- Scintigraphie à la MIBG (123-I-métaiodobenzylguanidine) est indiquée dans la localisation de tumeurs et métastases extra-adrénergiques
- Il est préférable d'opter pour le 18-F-fluorodésoxyglucose (18-FFDG) PET Scan plutôt que la scintigraphie à la MIBG chez les patients aux antécédents connus de phéochromocytome au stade métastatique
- Les patients doivent être adressés à des centres spécialisés dans la prise en charge de la maladie. Un conseil génétique peut être discuté.

Traitement

- Surrénalectomie après inhibition des récepteurs alpha (p. ex. par phénoxybenzamine ou doxazosine)
- En cas d'inopérabilité ; traitement médicamenteux au long cours avec un alpha-bloquant

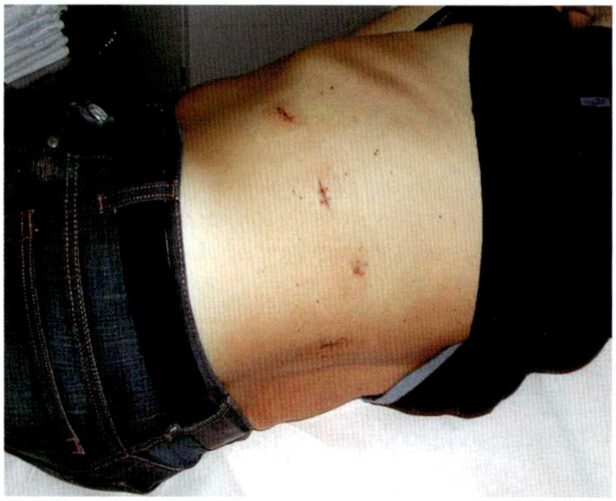

Illustration 8.5 : Champ opératoire après surrénalectomie gauche par laparoscopie rétropéritonéale.

8.4. Tumeur maligne des glandes surrénales

Lors de l'interprétation des résultats, le dépistage de tumeurs malignes des surrénales est important. Avec une incidence d'environ 0,06-0,2 / 100.000 habitants, les cancers des galandes surrénales sont des tumeurs particulièrement rares. Ils surviennent à tout âge avec une léger pic de fréquence entre 50 et 70 ans. La probabilité de cancer augmente avec la taille des surrénales. Dans les études rétrospectives sur la surrénalectomie, on retrouve un cancer dans 2% des cas pour une taille <4 cm, au-delà de ce volume, la probabilité de néoplasie augmente nettement.

En cas de cancer, il convient de différencier les tumeurs sécrétantes (syndromes adrénergiques de Cushing/Conn, phéochromocytome, cancer androgéno-sécrétant ou tumeur produisant de multiples stéroïdes) des tumeurs non sécrétantes.

Symptômes

Les tumeurs non sécrétantes restent souvent muettes cliniquement pendant longtemps et deviennent symptomatiques en cas de tumeurs volumineuses et/ou de symptômes généraux dus à la tumeur. Les tumeurs sécrétantes à l'opposé sont dépistées plus tôt en raison de l'effet des hormones produites ; les androgènes et/ou la cortisone.

Démarches diagnostiques

- Anamnèse et examen clinique
- Scanner abdominal (voir section incidentalome) ou IRM
- Evaluation biologiques comme dans le cadre d'un incidentalome

Traitement

- En cas de lésions suspectes avec ou sans excès de production hormonale, sans invasion locale et dont la taille ≤6 cm ; une surrénalectomie coelioscopique peut avoir lieu
- En cas de lésions suspectes avec invasion locale ; une surrénalectomie par laparotomie est indiquée
- En cas de lésions suspectes sans invasion locale mais dont la taille >6 cm, l'approche se fera au cas par cas
- Une ponction à l'aiguille fine n'est absolument pas indiquée

8.5. Insuffisance cortico-surrénalienne

La crise addisonienne est une complication de l'insuffisance surrénalienne primaire ou secondaire pouvant engager le pronostic vital du patient. Elle est caractérisée par une morbidité et une mortalité élevées. Les étiologies les plus fréquentes sont les facteurs de stress physiologiques (infections, traumatismes) dans un contexte de production de minéralocorticoïdes limitée ou de substitution insuffisante. Les origines de l'insuffisance surrénalienne peuvent être primaires au sein même de la glande surrénale (insuffisance surrénalienne primaire = maladie d'Addison) ou secondaires (p. ex. dans les suites d'une corticothérapie au long cours ou d'origine centrale). Dans près de 70% des insuffisances surrénaliennes primaires, on retrouve une destruction auto-immune du tissu surrénalien. Les autres étiologies peuvent être les maladies infectieuses, les hémorragies ou les métastases. Une insuffisance surrénalienne non adrénergiques (secondaire) peut être provoquée par une diminution de la sécrétion d'ACTH localisée dans le lobe antérieur de l'hypophyse en cas d'insuffisance hypophysaire ou hypothalamique ainsi qu'au décours d'un arrêt brutal de la prise de corticoïdes au long cours.

Symptômes de l'insuffisance surrénalienne

- Asthénie, hyperpigmentation des muqueuses, perte de poids, hypertonie
- Nausées, vomissements, déshydratation, vitiligo, douleurs abdominales

Symptômes de la crise adddisonienne

- Hypotonie
- Nausées, vomissements, douleurs abdominales
- Fièvre, délire
- Hyponatrémie, hyperkaliémie, hypoglycémie, hypercalcémie

Traitement de la crise addisonienne

- Il s'agit d'une urgence vitale
- Perfusion intraveineuse d'hydrocortisone (bolus de 100 mg i.v., suivi de 200 mg/24 h en continu ou bolus de 50 mg i.v. toutes les 6 heures)
- Apport hydrique i.v. (1.000 ml de NaCl au cours de la première heure)
- Traitement de l'étiologie en cause
- Substitution des minéralocorticoïdes et de l'hydrocortisone par la suite

8.6. Pathologies des testicules et de l'axe gonadique

8.6.1. Hypogonadisme

L'hypogonadisme est défini par un syndrome clinique dû à un déficit en androgènes qui peut avoir un impact négatif sur diverses fonctions organiques et sur la qualité de vie. On différencie

- L'hypogonadisme primaire, un trouble situé à l'étage des glandes périphériques
- L'hypogonadisme secondaire avec atteinte de l'étage hypothalamique et/ou hypophysaire

Alors que dans l'hypogonadisme primaire, des concentrations de gonadotropines élevées compensatrices sont mises en évidence, on constate une absence voire une insuffisance de production de ces hormones à l'origine de l'hypogonadisme secondaire. L'hypogonadisme primaire et secondaire sont également désignés respectivement par le terme d'hypogonadisme hypergonadotrope et hypogonadotrope. L'hypogonadisme du sujet âgé représente une forme particulière caractérisée autant par une diminution de la stimulation que par une réduction de la production hormonale des gonades étant à l'origine de l'hypogonadisme. Les symptômes observés diffèrent en fonction de l'âge au cours duquel le déficit hormonal se manifeste.

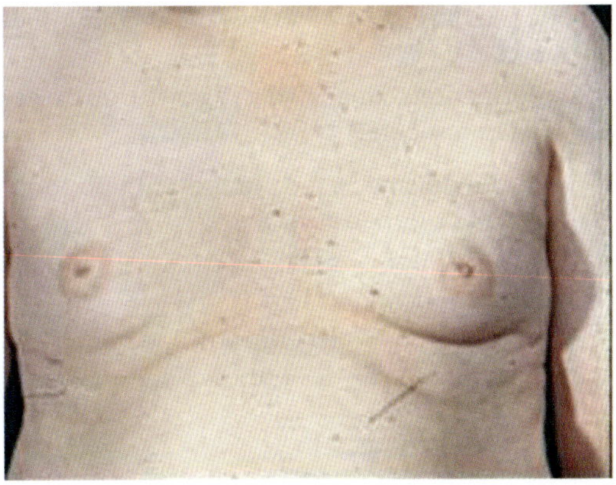

Illustration 8.6 : Gynécomastie.

Symptômes

- Chez l'enfant
  - Cryptorchidie
  - Absence de puberté
- Chez l'adolescent
  - Arrêt de progression de la puberté
  - Développement minime des facteurs sexuels primaires et secondaires
  - Gynécomastie
  - Absence d'intérêt sexuel
- Chez l'homme
  - Troubles des fonctions sexuelles (perte de la libido, perte de l'appétit sexuel, diminution des érections matinales et dysfonctionnement érectile)
  - Perte des performances physiques et cognitives
  - Fatigue
  - Prise de poids, augmentation du périmètre abdominal
  - Dans des cas extrêmes : dépression et troubles dermatologiques
  - Infertilité

Etiologies fréquentes

▶ Hypogonadisme primaire (hypogonadisme hypergonadotrope)

- Syndrome de Klinefelter (XXY)

- Tumeurs testiculaires
- Cryptorchidie avec atrophie testiculaire
- Antécédents de perte testiculaire (uni ou bilatérale) par des traumatismes, tumeurs, torsion ou infections
- Antécédents de radiothérapie et/ou chimiothérapie
- Malformations congénitales : agénésie ou dysgénésie des testicules

▶ Hypogonadisme secondaire (hypogonadisme hypogonadotrope)

- Malformation hypothalamique avec diminution de production de GnRH
- Atteintes de l'hypothalamus/du lobe antérieur de l'hypophyse par des tumeurs, traumatismes ou infections
- Malnutrition
- Syndrome de Kallmann
- Utilisation de produits anabolisants (stéroïdes androgéniques anabolisant)

▶ Hypogonadisme du sujet âgé

- Age
- Syndrome métabolique
- Sédentarisme

Démarches diagnostiques

▶ Clinique

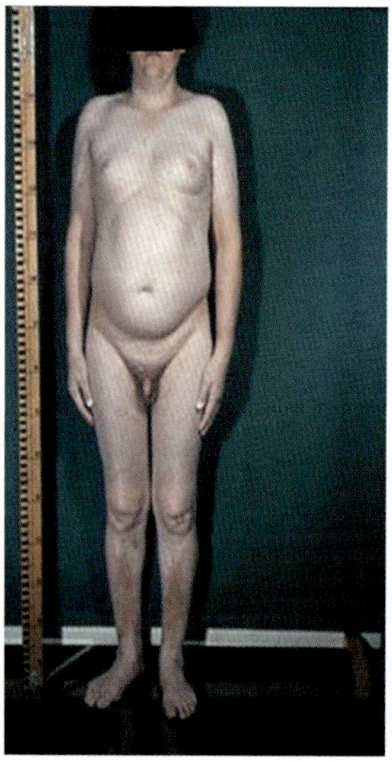

Illustration 8.7 : Patient présentant un hypogonadisme clinique : gynécomastie, diminution des facteurs sexuels secondaires et haute taille.

Anamnèse et examen clinique : Dysfonctionnement érectile, diminution de la masse et de la force musculaires, augmentation de la graisse corporelle, diminution de la densité osseuse/ostéoporose, diminution de la vitalité. Les questionnaires permettant un diagnostic de l'hypogonadisme ne sont pas recommandés en raison de leur mauvaise spécificité.

▶ Diagnostic biologique

Les maladies chroniques telles que le diabète, les pneumopathies chroniques, les maladies inflammatoires aigues et l'hémochromatose peuvent s'accompagner de faibles concentrations de testostérone. Par conséquent, l'évaluation initiale doit comporter d'une part la concentration totale matinale de testostérone, la SHBG (globuline, protéine de liaison des hormones) et l'albumine, d'autre part une consultation en médecine interne et un traitement des pathologies chroniques.

La pré-analytique est importante lors des dosages hormonaux, il convient de garder les points suivants à l'esprit :

- Le dosage de la testostérone totale entre 08h00 et 10h00 est la méthode la plus utilisée
- En cas de faibles concentrations, le dosage de la testostérone doit être répété au moins une fois
- De plus, la détermination de la LH peut donner des indices sur l'origine primaire ou secondaire de l'hypogonadisme. Pour une concentration de testostérone sérique <5,2 nmol/l ou devant une suspicion d'hypogonadisme secondaire/hypogonadotrope ; un dosage de prolactine doit être effectuée.
- Le dosage de la testostérone libre entre 8h00 et 10h00 peut être évoquée lorsque la testostérone totale n'a pas de valeur diagnostique (p. ex. en cas d'obésité, cirrhose hépatique, diabète, hyper/hypothyroïdie etc.)

La détermination biochimique de la testostérone libre, importante sur le plan biologique, étant difficile, la détermination de la testostérone libre calculée est recommandée (technique de Vermeulen).

- La formule est disponible gratuitement à l'adresse www.issam.ch/freetesto. htm

- Le dosage des autres hormones (p. ex. estradiol, cortisol, TSH, DHEA, mélatonine, GH ou IGF-1) n'est pas recommandé en dehors des suspicions cliniques correspondantes.
- Valeurs normales (☞ tableau 8.1)

Hormone	Valeurs normales
Testostérone totale	• 12-35 nmol/l (zone grise : 8-12 nmol/l) • 350-1.009 ng/dl • 3,5-10,1 ng/ml
Testostérone bio-disponible (testostérone libre)	255-396 pmol/l
SHBG (protéines liant les hormones sexuelles)	9-55 nmol/l

Tableau 8.1 : Valeurs de référence des principales hormones. Les valeurs normales varient en fonction des laboratoires et doivent être exprimées en nmol/ml.

▶ Imagerie

En particulier en cas d'hypogonadisme primaire/hypergonadotrope, l'échographie des testicules et de l'épididyme est indispensable afin d'éliminer un cancer. Les autres paramètres qui doivent être effectués chez l'homme sont l'évaluation (échographique) de la taille et de la position des testicules ainsi que l'existence éventuelle de micro-lithiases.

Imagerie de l'hypophyse lors de l'exclusion du diagnostic de prolactinome suspecté grâce au tableau clinique ou aux valeurs élevées de la prolactine : IRM, scanner.

Traitement hormonal substitutif

Lors du choix du traitement hormonal substitutif, il est important de savoir s'il existe un désir d'enfant ou si la planification familiale est terminée.

▶ Subsitution des gonadotropines en cas d'hypogonadisme secondaire/hypogonadotrope et désir d'enfant

- Substitution par gonadotropines (HCG: *human chorionic gonadotropin* et HMG: *human menopausal gonadotropin*)
- Substitution par l'hormone de libération des gondaotropines (GnRH)

Ce traitement est administré dans le but d'induire la spermiogénèse. Il est très fastidieux et onéreux en tant que traitement au long cours.

▶ Traitement de substitution de la testostérone en cas d'hypogonadisme primaire/hypergonadotrope, d'hypogonadisme secondaire/hypogonadotrope et planning familial achevé ainsi qu'hypogonadisme du sujet âgé

- En cas de planning familial achevé et hypogonadisme secondaire/hypogonadotrope, un traitement substitutif de testostérone est recommandé en tant que traitement au long cours. L'objectif est la normalisation de la concentration de testostérone (eugonadique)
- Les patients présentant des symptômes d'hypogonadisme et une concentration totale de testostérone inférieure à 8 nmol/l, tirent profit d'un traitement substitutif. Si la concentration totale de testostérone se trouve dans une zone grise entre 8 et 12 nmol/l, la testostérone libre <225 pmol/l et que les patients sont symptomatiques, ces patients peuvent également bénéficier d'un traitement.
- Avant l'instauration du traitement hormonal substitutif doit avoir lieu un examen clinique spécifique avec palpation de la prostate par toucher rectal et dosage du PSA. En cas de symptômes d'HBP, d'autres examens paracliniques, une formule numération globulaire et un dosage des enzymes hépatiques devront être pratiqués. D'autre part, un traitement des facteurs de risque cardiovasculaire s'impose.

▶ Contre-indications d'un traitement substitutif de la testostérone

Un traitment substitutif de la testostérone est contre-indiqué dans les situations suivantes :

- Suspicion justifiée ou confirmée de cancer de la prostate. Dans un contexte de cancer prostatique localisé traité avec succès, un traitement substitutif de la testostérone peut être considéré après avoir discuté avec l'urologue en charge du patient
- Cancer du sein chez l'homme
- Apnée du sommeil sévère non traitée
- Infertilité de l'homme (et désir d'enfant)
- Hématocrite >54%, Thrombophilie
- Symptômes sévères du bas appareil urinaire en cas de HBP
- Insuffisance cardiaque incontrôlée, infarctus du myocarde ou AVC au cours des 6 derniers mois

Choix du traitement substitutif de la testostérone

Il existe diverses préparations qui se différencient par leur mode d'administration et leur pharmacocinétique ; le choix du traitement doit reposer sur une décision conjointe du patient et de son médecin. Aucune forme de susbitution de la testostérone ne peut simuler la concentration physiologique et le rythme circadien de l'hormone. Les formes d'administration de la testostérone en vue d'une hormonothérapie disponibles en Suisse sont brièvement énoncées ci-dessous :

- **Traitement de testostérone transcutané**
  - *Patch de testostérone :* Les patchs de testostérone transdermique doivent être apposés sur la peau sèche toutes les 24 heures. Les inconvénients de cette forme galénique sont les irritations cutanées qui peuvent apparaitre chez de nombreux patients. De plus ; les patients doivent veiller à ce que le patch adhère bien à leur peau afin que la quantité adaptée de testostérone puisse être délivrée. En raison de ces inconvénients, cette forme de substitution de la testostérone a été supplantée par l'application de gels.
  - *Gel de testostérone (p. ex.* Testogel®, Tostran®) : est appliqué une fois par jour sur la peau sèche et propre du ventre ou des cuisses/bras. Le séchage rapide diminue le risque de passage à un tiers. La dose généralement appliquée est de 5 g de gel contenant 50 mg de testostérone. Cette quantité peut être ajustée en fonction des besoins. La dose quotidienne ne doit pas dépasser 100 mg de gel. Les avantages résident en une bonne biodisponibilité et facilité de manipulation de cette forme galénique.
- **Traitement de testostérone par voie intramusculaire** : Il existe différentes formulations à base de testostérone administrées par voie intramusculaire. En raison de la pharmacocinétique et de la cinétique qui en découle se sont établis l'énanthate de testostérone (Testoviron® Depot) et l'undécanoate de testostérone (Nebido®) pour la substitution de la testostérone par voie intramusculaire.
  - L'énanthate de testostérone est appliquée à la dose standard de 250 mg toutes les 2-3 semaines. Les pics supra-thérapeutiques qui se produisent immédiatement après les injections ainsi que les concentrations de testostérone infra-thérapeutiques observées en fin de traitement sont considérés comme problématiques.
  - L'undécanoate de testostérone est apliquée par voie intramusculaire à la posologie de 1000 mg. Après une injection dépot unique 6 semaines plus tard, la dose est alors ajustée de manière individuelle (8 à 12 semaines). Sa forte lipophilie (suspension huileuse) et sa demi-vie nettement plus longue confèrent à ce produit actif certains avantages. De cette manière, de fortes concentratiosn de testostérone peuvent être obstenues pendant une période prolongée (env. 12 semaines).
- **Traitement de testostérone per os/buccal :** Pour l'administration orale de testostérone, on dispose de capsules contenant le principe actif undécanoate de testostérone (Andriol® Testocaps). Habituellement, 120-160 mg d'undécanoate de testostérone répartis en deux prises quotidiennes pendant 2 à 3 semaines sont prescrits dans le cadre du traitement substitutif de la testostérone. Par la suite, la dose d'entretien de 40-120 mg (1-3 capsules) est administrée. Les inconvénients résident en une perte importante de biodisponibilité par *l'effet de premier passage* dans le foie. Afin de réduire ce phénomène, la testostérone du principe actif est estérifiée. Des chylomicrons se forment qui atteignent la circulation sanguine par l'intermédiaire du Ductus Thoracicus en court-circuitant le foie. Malgré l'effet positif, la biodisponibilité est soumise à de fortes variations lors de la prise alimentaire. Ces deux formes de traitement substitutif de la testostérone nécessitent une forte observance de la part des patients en raison de la prise régulière qu'ils imposent.

Contrôles sous traitement substitutif de la testostérone

Le succès thérapeutique doit être évalué à 3, 6 et 12 mois (☞ tableau 8.2).

• *Première année de traitement* : après une période de 3 à 6 mois et à 12 mois • *Autres années de traitement* : contrôle annuel (chez les patients à risque plus souvent)
• Examen clinique • Biologie : - Formule numération globulaire - PSA - Testostérone • Examen de la prostate par toucher rectal

Tableau 8.2 : Examens de contrôle pendant un traitement de substitution de la testostérone.

8.6.2. Tumeurs du testicule à expression endocrine

Les cancers du testicule sont des tumeurs qui se développent à partir des cellules germinales. Ces tumeurs sont rares (env. 1/10.000) et peuvent produire des hormones stéroïdiennes comme la testostérone mais également l'hormone chorionique gonadotrope humaine (β-HCG). On distingue les séminomes et les non séminomes. Le facteur de risque est la cryptorchidie.

Diagnostic

- Le symptôme cardinal est le gonflement ou l'induration unilatérale et non douloureuse du testicule
- Examens biochimiques avec dosage de l'α-fétoprotéine (AFP), β-HCG et LH
- Echographie testiculaire ainsi qu'examens de stadification par scanner ou IRM ou PET-Scan

Traitement

En fonction du type et de la stadification : chirurgie avec semi- castration, radiothérapie et chimiothérapie.

Bibliographie

Chez l'auteur

9. Infections urinaires

La première description du « catarrhe vésical » (cystite) due à des bactéries qui ont colonisé la vessie par le biais de l'instrumentation médicale, a été faite par Pasteur en 1860. Dans les années qui suivirent, différentes souches bactériennes ont été isolées dans les urines toutefois leur causalité dans la genèse du catarrhe vésical n'avait pas été acceptée de manière unanime. Au contraire, Thompson en 1883 ou Guyon en 1884 étaient d'avis que l'infection vésicale résultait d'une dégradation de l'ammoniaque des urines et de l'effet de fermentation de substances albumineuses. Ce n'est qu'au début du 20ème siècle que les bactéries ont été considérées comme étant à l'origine de la cystite grâce, entre autres aux travaux d'Albarran.

Les infections purulentes des reins étaient connues des médecins depuis l'antiquité. Aretaios (1er siècle avant Jésus Christ) a décrit des infections rénales chroniques et aigues ; Hippocrates (460-370 avant Jésus Christ) a mentionné l'existence d'abcès rénaux avec atteinte intestinale ; Rayer (1830) a distingué les suppurations du parenchyme rénal de celles du bassinet. Les connaissances actuelles en termes d'infections des voies urinaires se basent sur les travaux d'anatomopathologies de Virchow (1821-1902) et les travaux cliniques de Klebs, Hallé, Ultzmann et Albarran (fin du 19ème siècle).

Le résumé qui suit a pour vocation d'exposer d'une part les informations importantes sur les infections urinaires en général et d'apporter d'autre part des précisions sur les tableaux cliniques fréquents tels que les cystites aigues, les pyélonéphrites mais également la prostatite, l'épididymite et l'urétrite auxquels les médecins traitants sont confrontés.

9.1. Informations générales sur les infections urinaires

9.1.1. Classification

Les infections urinaires sont classées en fonction de leur tableau clinique en

- Infections urinaires non compliquées (cystite aigue ou pyélonéphrite chez les patientes non enceintes, femmes ménopausées)
- Infections urinaires compliquées avec ou sans pyélonéphrite (risque élevé de complications)
- Infections urinaires récidivantes
- Infections urinaires associées à la présence d'une sonde urinaire à demeure
- Urosepsis
- Urétrite
- Formes particulières : prostatite, épididymite et orchite

9.1.2. Définitions

Bactériurie asymptomatique

La bactériurie asymptomatique est définie comme la mise en évidence de bactéries dans les urines au décours d'une uroculture en l'absence de symptômes d'infection urinaire. En règle générale, une bactériurie asymptomatique ne nécessite aucun traitement en dehors des cas exceptionnels tels que p. ex. la grossesse ou les interventions transurétrales.

Cystite aigue

La cystite aigue est une infection bactérienne de la vessie le plus souvent avec des bactéries coliformes. Elle s'accompagne de dysurie, algurie, douleurs sus-pubiennes et hématurie sans comporter de fièvre en général.

Pyélonéphrite aigue

La pyélonéphrite aigue est définie par une infection bactérienne du bassinet et du parenchyme rénal qui se caractérise par de la fièvre, des frissons et des douleurs lombaires.

Infections urinaires récidivantes

Les infections urinaires récidivantes sont des cystites non compliquées ou compliquées ou des pyélonéphrites qui se manifestent au moins 3 fois par an ou 2 fois au cours d'une période de 6 mois.

Pyélonéphrites chroniques

La pyélonéphrite chronique est en premier lieu un diagnostic radiologique caractérisé par l'apparition de cicatrices rénales typiques et de déformations du pyélon.

Urétrite aigue

Chez l'homme, l'urétrite aigue est une infection bactérienne de l'urètre qui se manifeste par une dysurie et des écoulements urétraux le plus souvent sans signe d'infection vésicale.

Prostatite aigue

L'infection bactérienne de la prostate s'accompagne souvent de forte fièvre, œdème algique de la prostate et de troubles mictionnels.

Prostatite chronique

Le terme de prostatite chronique désigne différents tableaux cliniques tels que la prostatite chronique bactérienne ou non bactérienne, le syndrome douloureux pelvien chronique inflammatoire ou non ainsi que la prostatite inflammatoire asymptomatique.

Epididymite aigue

L'épididymite aigue est une infection bactérienne de l'épididyme avec œdème, douleurs et fièvre. Il s'agit le plus souvent d'une infection hématogène ou ascendante.

Infection urinaire compliquée

Il s'agit d'une infection urinaire (avec ou sans pyélonéphrite) qui se développe dans un contexte de malformations anatomiques, matériaux étrangers (sonde à demeure, sonde JJ etc.), lithiases rénales ou urétérales ou au décours d'interventions diagnostiques et thérapeutiques).

Urosepsis

L'urosepsis est une réaction systémique à une infection urogénitale bactérienne engageant le pronostic vital du patient avec un risque de choc et qui même actuellement, reste associé à une forte mortalité.

9.1.3. Epidémiologie

Prévalence des infections urinaires

La prévalence des infections urinaires varie en fonction de l'âge et du sexe (☞ tableau 9.1).

20-30% des femmes adultes souffrent d'un épisode de dysuries une à plusieurs fois par an dont la moitié des cas sont dus à des cystites aigues. La prévalence de la bactériurie asymptomatiques chez les femmes sexuellement actives est de 5%, 8% d'entre elles développent une infection urinaire symptomatique. Les infections urinaires de l'homme sont rares et doivent toujours donner lieu à une bilan urologique. 20-40% des infections nosocomiales sont des infections urinaires.

9.1.4. Etiologie et pathogénèse

Mécanismes de la prolifération bactérienne

On distingue les infections ascendantes, hématogènes et lymphogènes ainsi que les invasions d'agents pathogènes provenant d'organes voisins. La cause la plus fréquente est la prolifération bactérienne par voie ascendante. L'urètre féminin étant court et les bactéries intestinales ayant tendance à coloniser le périnée et la vulve, les femmes sont plus enclines à développer des infections urinaires que les hommes.

- Infection d'origine hématogène : rare, surtout dans le cadre d'une tuberculose, d'abcès rénaux, péri-néphrétiques et occasionnellement en cas d'épididymite.
- Infection d'origine lymphogène ; rare, possible par invasion lymphogène de bactéries rectales vers la prostate, la vessie et les organes de l'appareil génital interne de la femme.
- Progression directe d'une infection : elle s'observe en cas d'abcès intra-péritonéaux ou en cas de maladies pouvant se compliquer de fistules telles que la maladie de Crohn, la diverticulite sigmoïdienne, les cancers).

Spectre des agents infectieux dans le cadre de l'infection urinaire

En ce qui concerne le spectre des agents infectieux, on distingue deux types d'infection : d'une part les infections urinaires qui débutent à domicile *(community-aquired urinary tract infection,* CAUTI) et celles qui ont commencé dans un hôpital *(nosocomial-aquired urinary tract infection,* NAUTI). Les infections urinaires non compliquées comme les infections nosocomiales sont dues à des germes gram négatifs et en particulier l'*Escherichia coli* (☞ Tableau 9.2).

Age	Nouveau-nés	Jeunes enfants	Enfants	Adulte	Personnes âgées
Rapport h:f	1,5:1	1:10	1:30	1:50	1:1,2-10
Prévalence	1%	2-3%	1-2%	2,5%	20-30%

Tableau 9.1 : Prévalence des infections urinaires.

CAUTI	NAUTI
• *E. coli* 76,7% • *Enterococci* 4,1% • *S. saprophyticus* 3,6% • *K. pneumoniae* 3,5% • *P. mirabilis* 3,5% • *Entérobactérie* 1,1% • *Citrobacter* 1% • Autres germes gram négatifs 1,2% • Autres germes gram positifs 5,1%	• *E. coli* 35% • *Pseudomonas* 12,5% • *Klebsiella* 9,5% • *Enterococci* 8% • *Proteus* 6,5% • *Staphyloccoci* 4,2% • *Enterobacter* 3,8% • *Candida* 3,5% • Autres 11%

Tableau 9.2 : Spectre des agents infectieux à l'origine des infections urinaires.

Facteurs de risque d'une infection urinaire

On différencie les facteurs de risque non liés au sexe de ceux spécifiques d'un sexe particulier (☞ tableau 9.3).

9.1.5. Démarches diagnostiques

Sédiments urinaires

> Le test « par bandelettes urinaires » (Combur) et les sédiments urinaires représentent les démarches diagnostiques de base des infections urinaires.

Les signes en faveur d'une infection sont la leucocyturie, la présence de nitrites, d'une hématurie et de bactéries dans les urines. La pertinence diagnostique des sédiments urinaires est limitée par la présence de sondes urinaires au long cours (sondes vésicale et urétérale) ou par les auto-cathétérismes pratiqués par les patients.

La méthode de premier choix lors du recueil des urines chez l'homme est l'échantillonnage en milieu de jet après nettoyage de l'appareil génital, chez la femme par cathétérisme urétral. Dans tous les autres cas, la sensibilité de l'examen est fortement réduite.

Uroculture

La mise en culture des urines représente le gold standard du diagnostic des infections urinaires. A une époque où la résistance aux antibiotiques est de plus en plus fréquente, la réalisation d'une uroculture lors d'une suspicion d'infection urinaire est non seulement judicieuse mais également rentable. Elle permet pour les patients présentant une cystite en cours de traitement et en présence d'une résistance bactérienne de changer d'antibiotiques sans perdre de temps. En cas d'infection urinaire ascendante, ce changement de traitement peut avoir une importance cruciale.

Lors d'une ponction stérile d'urine ; la présence de toute bactérie évoque une infection urinaire. Afin de distinguer une infection urinaire d'une contamination du prélèvement, le nombre de bactéries mises en évidence est utilisé. 10^5 germes/ml dans des urines de milieu de jet recueillies dans des conditions conformes est en faveur d'une infection urinaire. Chez la femme, une contamination des urines de milieu de jet donne lieu à un résultat faux positif dans près de 30% des cas. C'est la raison pour laquelle, une confirmation devra être obtenue sur des urines recueillies par cathétérisme. Ainsi, le recueil de l'échantillon urinaire par sondage unique est une méthode avantageuse. Chez les patients porteurs d'une sonde urinaire à demeure, un nombre de germes de 10^4 ou une leucocyturie de >100/µl saint synonymes d'infection significative.

Facteurs de risque non liés au sexe	Facteurs de risque de la femme	Facteurs de risque de l'homme
• Résidu • Sonde à demeure • Troubles du péristaltisme urétéral • Diminution du flux sanguin rénal • Corps étrangers, lithiase urinaire • Malformations anatomiques • Reflux vésico-urétéral • Baisse de l'immunité • Diabète	• Urètre court • Activité sexuelle augmentée • Utilisation de diaphragmes • Utilisation de spermicides • Grossesse • p-Antigen-Non secretors • Déficit en estrogènes • Incontinence aux selles	• Prostatite chronique • Absence de circoncision • Age avancé • Incontinence aux selles

Tableau 9.3 : Facteurs de risque d'une infection urinaire.

Démarches diagnostiques urologiques en cas d'infections urinaires récidivantes

Un bilan diagnostique élargi s'impose en cas d'infections urinaires récidivantes ou d'infections urinaires compliquées. Elle doit avoir lieu chez un urologue.

En fonction de la consultation initiale chez le spécialiste, elle comportera les explorations suivantes

- Débitmétrie urinaire
- Echographie de la vessie et des reins
- Cysto-urétrographie mictionnelle (CUGM)
- Uroscanner (éventuellement UIV)
- IRM pelvienne
- Cystoscopie
- Bilan urodynamique

9.1.6. Prévention

Facteurs alimentaires

L'augmentation de la quantité de boissons et donc de la diurèse est bénéfique. De plus, la consommation régulière de jus ou de concentré d'airelles (deux fois par jour) réduit la fréquence des infections urinaires de manière significative (RR 0,6). Le mécanisme discuté serait une prévention de l'adhérence des bactéries à l'urothélium.

Infections urinaires et sexualité

Les infections urinaires récidivantes peuvent être diminuées par une miction dans les suites immédiates d'un rapport sexuel (RS), en évitant les rapports anaux et en renonçant à l'utilisation d'un diaphragme ou de spermicides. En cas d'infections urinaires fréquentes après RS, la prise unique d'antibiotiques après le rapport représente une option thérapeutique : p. ex. 500 mg de ciprofloxacine ou 800 mg/160 mg de cotrimoxazol. Il convient d'éviter une toilette intime excessive avec utilisation de savon afin de ne pas compromettre la flore vaginale naturelle.

Approches pharmacologiques préventives

Oestrogénothérapie locale

Chez les patientes ménopausées ou pré-ménopausées, l'application locale d'œstrogènes (p. ex. Orthogynest®) peut diminuer la fréquence des infections urinaires sans provoquer d'effets secondaires gynécologiques. Une application d'œstrogènes localement n'est pas contre indiquée même en cas de cancer du sein.

D-Mannose

La prise de 2g de D-Mannose par jour s'est montrée aussi efficace en termes de prévention des infections qu'une prise au long cours de 50 mg de nitrofurantoïne dans les études cliniques. Dans ce contexte, il est conseillé de prendre par exemple 1 sachet de Femmanose ® par jour.

Diminution de la flore vaginale pathogène

Grâce à l'application de lactobacilles (p. ex/ Gynoflor®) une à deux fois par semaine, le taux d'infections urinaires symptomatiques peut être significativement diminué.

Phytothérapie

Certains antiseptiques végétaux tels que les feuilles de busserole, la capucine, les racines de raifort et le bois de santal blanc sont autorisées dans le traitement des infections urinaires.

Vaccins contre les infections urinaires

Un vaccin oral comportant des souches inactivées, immunogènes d'*E.-coli* montre un effet protecteur(p. ex. Uro-Vaxom®; posologie: 1 capsule par jour pendant 3 mois).

Traitement d'instillations intravésicales

L'instillation d'acide hyaluronique et de sulfate de chondroïtine dans la vessie contribue à la réhabilitation de la couche de GAG (glycosaminoglycanes) et peut prévenir les infections urinaires récidivantes. Le Ialuril® Prefill fait partie des préparations disponibles. Il est conseillé de pratiquer une instillation par semaine le premier mois, une instillation toutes les 2 semaines le deuxième mois et par la suite, une instillation par mois jusqu'à l'arrêt des symptômes.

Traitement antibiotique prophylactique

Les antibiotiques suivants se prêtent à la prévention sur une période d'un an maximum. La prise est quotidienne, le soir : nitrofurantoïne 50-100 mg, fosfomycine 3 g tous les 10 jours et pendant la grossesse céfaclor 250 mg une fois par jour.

Prévention des infections chez les patients porteurs d'une sonde à demeure

Asepsie

Une technique d'asepsie soigneuse lors de la pose de la sonde urinaire n'est efficace qu'à court terme dans la prévention des infections urinaires. Malgré toutes les précautions, la vessie peut être colonisée par un grand nombre de bactéries dans les quelques jours qui suivent le cathétérisme. La technique standard repose sur l'utilisation de systèmes de drainage clos qui assure un flux urinaire libre, le positionnement de la poche à urines toujours au-dessous de la vessie et la manipulation de ce système dans des conditions aseptiques.

▶ Sonde à demeure supra-pubienne

Le cathétérisme trans-urétral (CT) a un taux d'infections urinaires un peu plus élevé que celui des cathéters sus-pubiens dans le cadre d'interventions chirurgicales. En cas de cathétérisme au long cours, on n'observe toutefois aucune différence. Les avantages non négligeables du cathéter urinaire sus-pubien sont le respect de l'urètre masculin et la prévention des sténoses urétrales.

▶ Cathétérisme unique

Il s'agit de la méthode de premier choix en cas de troubles de la vidange vésicale en tant que technique alternative au cathétérisme au long cours. Une technique dans des conditions stériles n'est pas absolument nécessaire.

▶ Changement de sondes

Des données précises concernant l'intervalle de temps approprié au cours duquel un changement de sonde s'impose, font défaut. L'intervalle entre les changements dépend du degré de contamination de la sonde et représente env. 4-12 semaines. En cas d'infection urinaire symptomatique, le changement de sonde urinaire au long cours doit se faire après l'instauration du traitement antibiotique.

9.1.7. Traitement

Traitement initial calculé

Un traitement antibiotique s'appuie si possible sur un antibiogramme. En cas d'infections aigues, un traitement initial empirique est débuté après recueil approprié d'un échantillon urinaire pour la mise en culture. Le traitement s'appuie sur les résistances locales des agents pathogènes attendus.

Durée du traitement

En cas de cystites aigues non compliquées, la durée du traitement représente trois jours chez la femme. Chez l'homme adulte, le traitement doit durer 7 jours conformément aux directives actuelles de l'EAU. De plus, chez l'adolescent, chez les hommes souffrant de cystites récidivantes à partir du deuxième épisode et chez chaque patient présentant une pyélonéphrite, un bilan urologique élargi est recommandé. En cas d'infections parenchymateuses ou d'infections urinaires compliquées, la durée du traitement représente généralement 10-14 jours.

9.2. Cystite aigue

9.2.1. Définition

Il s'agit d'une infection bactérienne aigue de la vessie. On désigne par le terme de cystite aigue non compliquée toute infection aigue non accompagnée de malformations anatomiques, d'implants urologiques et en l'absence d'interventions urologiques.

9.2.2. Epidémiologie

20-30% des femmes présentent un ou plusieurs épisode(s) de dysuries dont la moitié sont dues à des cystites. La bactériurie asymptomatique après pose d'une sonde urinaire au long cours reste souvent asymptomatique de sorte qu'il convient de traiter tout signe clinique d'infection.

9.2.3. Tableau clinique

Les symptômes urinaires de type irritatif comme la pollakiurie, l'impériosité mictionnelle et l'incontinence d'urgence, la dysurie, les brulures mictionnelles et les douleurs sus- pubiennes ainsi que l'hématurie font partie des symptômes classiques de la cystite aigue.

9.2.4. Diagnostic

La pyurie, bactériurie, hématurie microscopique et macroscopique ainsi que la présence de nitrites évoquent le diagnostic. La mise en culture des urines est toujours recommandée en raison de l'augmentation croissante de la résistance aux antibiotiques. Elle sera prescrite obligatoirement chez l'homme en présence de diabète, en cas de grossesses et lorsque le diagnostic n'est pas franc. Dans des situations à risque, une nouvelle uroculture sera demandée après guérison clinique afin de constater l'efficacité thérapeutique. Dans tous les autres cas, la réalisation d'un test urinaire par « bandelettes » suffit. Une dysurie, algurie ou hématurie microscopique persistantes malgré un traitement adapté et l'absence d'agents pathogènes doit impérativement mener à une exploration urologique élargie !

Echographie des reins et de la vessie

L'échographie permet de mettre en évidence une dilatation pyélocalicielle, un résidu post-mictionnel, un diverticule de la vessie ou une lithiase vésicale. En présence de ces pathologies, le patient devra bénéficier d'un bilan urologique devant des infections urinaires dites compliquées.

Examen gynécologique

Devant la suspicion d'infection vaginale ou annexielle, un examen gynécologique peut s'avérer utile. Lorsque le diagnostic est confirmé, il convient de pratiquer un prélèvement vaginal en vue d'un examen bactériologique des leucorrhées.

Cystoscopie

En cas de cystites récidivantes ou dans le cadre du diagnostic différentiel de l'hématurie macroscopique, une cystoscopie peut être pratiquée après l'épisode infectieux. De même, lors d'hématuries microscopiques persistantes, une cystoscopie s'impose après guérison de l'infection (☞ illustration 9.1 + 9.2).

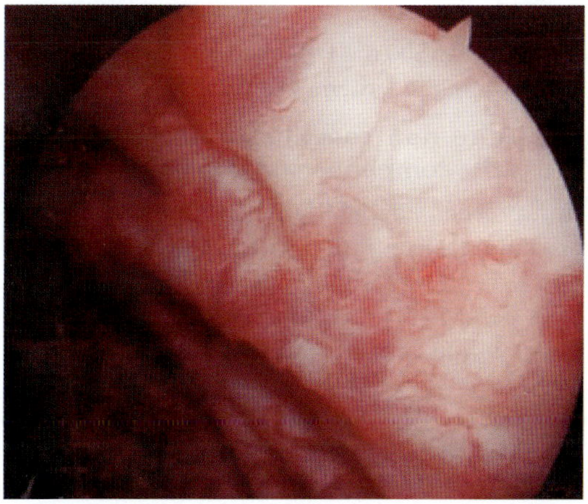

Illustration 9.1 : Lésions inflammatoires post-radique.

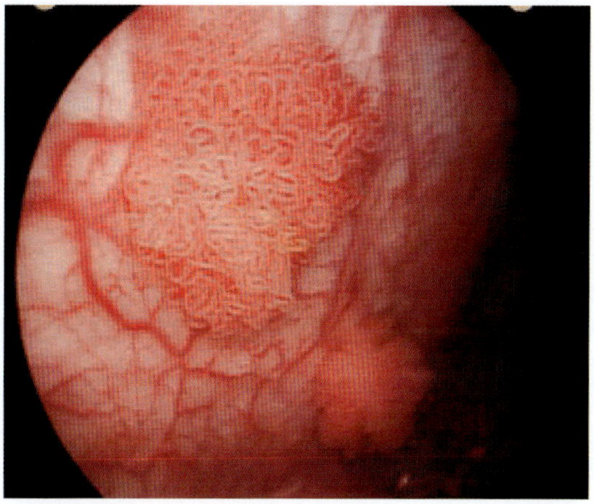

Illustration 9.2 : Tumeur vésicale.

Cysto-urétrographie mictionnelle (CUGM)

En cas de cystites récidivantes et suspicion de reflux vésico-urétéral, la CUGM permet d'apporter certaines clarifications.

9.2.5. Diagnostic différentiel

- Vulvo-vaginite
- Herpès génital
- Gonorrhées
- Autres infections urinaires : syndrome urétral aigu, pyélonéphrite aigue, prostatite aigue, urétrite aigue.
- Antécédents de radiothérapie (cystite radique)
- Irritations urétrales après RS ou manipulations
- Corps étranger dans la vessie
- Chimiothérapie à base de cyclophosphamide
- Cystite interstitielle
- Vessie neurogène
- Cancer vésical
- Troubles psychosomatiques

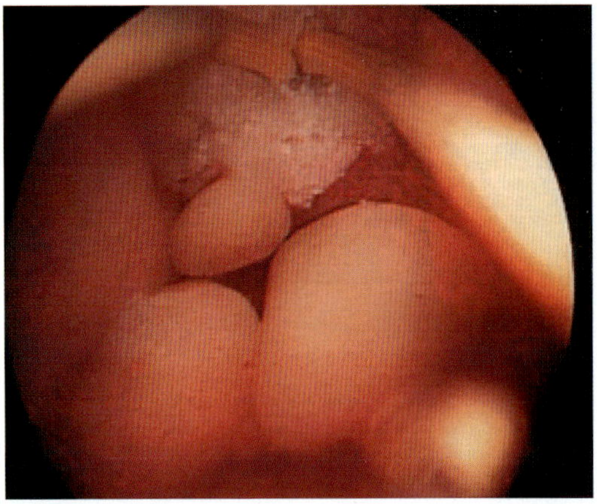

Illustration 9.3 : Les lithiases vésicales sont responsables de troubles de la vidange vésicale avec constitution d'un résidu post-mictionnel dues à une obstruction infra-vésicale ou à une hypo-contractilité et sont à l'origine d'infections vésicales bactérienne chroniques.

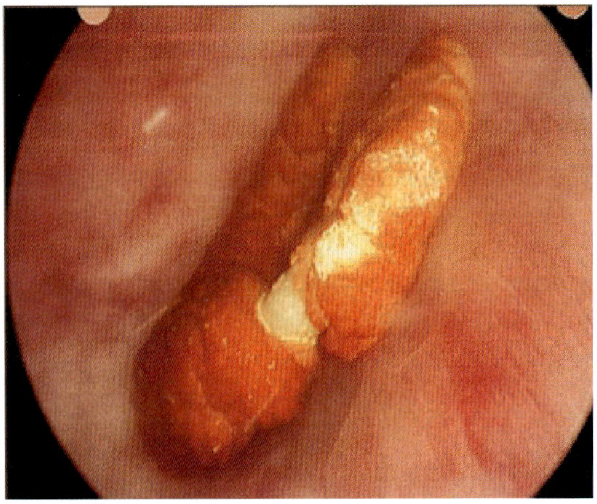

Illustration 9.4 : Corps étranger intra-vésical entrainant une symptomatologie de type urgenterie et des saignements.

9.2.6. Traitement

■ Cystite non compliquée de la femme

▶ Traitement symptomatique

Boire abondamment, bains de siège chauds et anticholinergiques.

▶ Fosfomycine

Une prise unique de 3 g de fosfomycine (p.ex. monuril granulés 3 g) est indiquée en première intention en cas de cystites non compliquées de la femme et bonne tolérance pour le cas où une antibiothérapie est souhaitée.

▶ Nitrofurantoïne

La nitrofurantoïne à la posologie de 100 mg (p. ex. Furadantin® retard) 1-0-1 pendant 5 jours est également un traitement antibiotique de première ligne.

▶ Cotrimoxazol

Le cotrimoxasol (triméthoprim 160 mg et sulfaméthoxazol 800 mg) 1-0-1 pendant 3 jours. Une dose unique (3 comprimés) est possible mais un peu moins efficace.

▶ Fluoroquinolones

Les fluoroquinolones sont nettement passées au second plan dans le traitement antibiotique de la cystite non compliquée de la femme, elles représentent toutefois un traitement efficace (par exemple en cas de résistance prouvée ou en cas d'allergie aux antibiotiques de première intention). Il est possible dans ce cas, de prescrire la ciprofloxacine 250-500 mg selon le schéma suivant 1-0-1 ou la lévofloxacine 250-500 mg 1-0-0 pendant 3 jours.

▶ Céphalosporine

Le cefuroxim 500 mg 1-0-1 pendant 3 jours est efficace en tant que traitement antibiotique alternatif.

■ Cystite non compliquée de l'homme et cystite compliquée de la femme

Après recueil adapté d'un échantillon urinaire et uroculture, instauration d'un traitement par cotrimoxazol, fluoroquinolones ou céphalosporine orale pendant 7 jours, le cas échéant changement d'antibiotique à la réception de l'antibiogramme.

■ Cystite chez la femme enceinte

Début du traitement par amoxicilline 250 mg 1-1-1 ou une céphalosporine par voie orale. Une bactériurie sans symptômes doit faire l'objet d'un traitement pendant la grossesse, une pyélonéphrite pouvant se développer dans près de 30% des cas. La durée du traitement en cas de bactériurie asymptomatique comme dans le cas de la cystite est de 7 jours.

■ Cystite chez l'enfant

Un traitement d'une durée de 7 à 10 jours est conseillé. Les antibiotiques suivants peuvent être prescrits chez l'enfant : cotrimoxazol, céphalosporines efficaces par voie orale, amoxicilline. Dès la première infection urinaire chez le garçon et le deuxième épisode chez la fille, un avis spécialisé chez l'urologue sera demandé avec échographie et cysto-urétrographie mictionnelle.

Cystite à Candida

En l'absence de symptômes évoquant une infection urinaire, une fungurie ne doit pas être traitée. En cas de nécessité, on prescrira un traitement de fluconazole 200 mg 1-0-0 pendant 14 jours, un lavage vésical par l'amphotéricine B ou une dose unique i.v. d'amphotéricine B.

9.3. Pyélonéphrite aigue

9.3.1. Définition

Infection bactérienne aigue du bassinet et du parenchyme rénal accompagnée de fièvre, de douleurs lombaires et de bactériurie.

9.3.2. Etiologie et pathogénèse

75% des patients qui présentent une pyélonéphrite aigue, avaient une cystite auparavant. La contamination bactérienne par voie ascendante représente l'étiologie la plus fréquente de pyélonéphrite. Chez les patientes souffrant d'infection urinaire, près de 5% développent une pyélonéphrite. Les femmes sont plus souvent atteintes que les hommes. Dans 60% des cas, une hospitalisation s'impose.

Une autre étiologie des pyélonéphrites est le reflux. Dans le reflux vésico-urétéral (RVU), les urines remontent dans le haut appareil urinaire et s'infectent. Il s'ensuit une pyélonéphrite qui peut évoluer vers la formation de cicatrices en raison du reflux intra-rénal.

9.3.3. Clinique

Les symptômes classiques de la pyélonéphrite aigue sont la fièvre d'apparition brutale, les frissons et les douleurs lombaires constantes (chez l'enfant en particulier, on note souvent des douleurs abdominales). De plus, les signes suivants : pollakiurie, dysurie, nausées, vomissements, diarrhées avec sentiment de maladie, douleurs abdominales jusqu'à la défense et douleur à la détente, diminution des bruits intestinaux, tachycardie et hypotension viennent compléter le tableau clinique.

Dans les cas d'infections compliquées, une septicémie, un choc septique, une pyélonéphrite emphysémateuse (surtout en cas de diabète), une abcédation et des lésions du parenchyme rénal avec apparition de cicatrices peuvent être mises en évidence. La pyélonéphrite évolue rarement vers une insuffisance rénale.

9.3.4. Démarches diagnostiques

Le diagnostic s'appuie surtout sur la triade fièvre, douleurs lombaires et pyurie. Les signes radiologiques sont souvent discrets et ne sont pas toujours retrouvés chez les patients. L'examen radiologique (Uro-scanner) tient un rôle déterminant lors du diagnostic différentiel, des démarches diagnostiques de maladies associées et responsables des symptômes ainsi que dans la mise en évidence des complications.

Examens biologiques

Dans le sang, on retrouve une hyperleucocytose, une élévation de la VS, une augmentation de la CRP, le cas échéant une créatinine augmentée. En cas de fièvre >38,5 °C, il est recommandé de pratiquer une série d'hémocultures qui sont positives jusque dans 20% des cas.

Les signes caractéristiques sont les urines floconneuses et troubles, une pyurie (leucocytes), bactériurie (>10^5 germes/ml), légère protéinurie, hématurie microscopique et macroscopique, des cylindres leucocytaires. Une coloration de Gram des urines permet de distinguer les bacilles gram négatifs (p. ex. *E. coli)* des Cocci gram positifs (p. ex. entérocoques) et peut s'avérer utile lors du choix d'un antibiotique.

Avant le début de l'antibiothérapie, une uroculture doit être réalisée afin d'identifier les agents infectieux et une résistance éventuelle aux antibiotiques.

Echographie

La fonction la plus importante de l'échographie est d'éliminer un trouble de l'écoulement de l'urine. L'exclusion de ce dernier ne peut toutefois avoir lieu uniquement par voie échographique. Après mise en évidence échographique d'une dilatation se pose plutôt l'indication de compléter impérativement le bilan par un uro-scanner ; une dilatation n'étant pas toujours synonyme d'obstruction (inhibition du péristaltisme par des endotoxines bactériennes) et inversement une obstruction ne s'accompagne pas toujours d'une dilatation en particulier dans les 48 premières heures. Les signes échographiques de la pyélonéphrite ne sont pas spécifiques et ne peuvent être interprétés qu'en comparant avec des images précédentes. On retrouve une augmentation de taille des reins, un parenchyme rénal souvent hypoéchogène et élargi. En cas de pyélonéphrite emphysémateux, on retrouve des poches d'air qui apparaissent sous forme de structures hyperéchogènes avec atténuation postérieure des échos. Les bulles sont situées dans le parenchyme rénal et les tissus péri- rénaux. Les abcès rénaux se traduisent par des lésions hypoéchogènes, les inclusions d'air au sein des abcès doivent être différenciés de la pyélonéphrite emphysémateuse.

Scanner (Uro-scanner)

Le scanner avec injection de produit de contraste a relégué l'urographie intraveineuse au second plan au cours des dernières années. Zn cas de persistance d'une fièvre au-delà des 72 heures et suspicion d'abcès rénal ou périrénal ; l'indication d'un bilan par scanner s'impose. Il est également indiqué afin d'éliminer une néphro-urétérolithiase concomitante, une néphrite emphysémateuse ou un trouble de l'écoulement de l'urine (☞ illustration 9.5 et 9.6). De plus, en cas de pyélonéphrite récidivante ; un uro-scanner est pratiqué dès le 2ème épisode.

Les signes tomodensitométriques de la pyélonéphrite aigue non compliquée sont discrets. En comparant avec le côté controlatéral, on retrouve une augmentation de volume du rein, des hypodensités triangulaires occasionnelles ainsi qu'un retard du néphrogramme, des infiltrations inflammatoires péri-rénales et éventuellement une dégradation de la fonction rénale du côté infecté. Les complications &évoquées ci-dessus peuvent être identifiées de manière fiable.

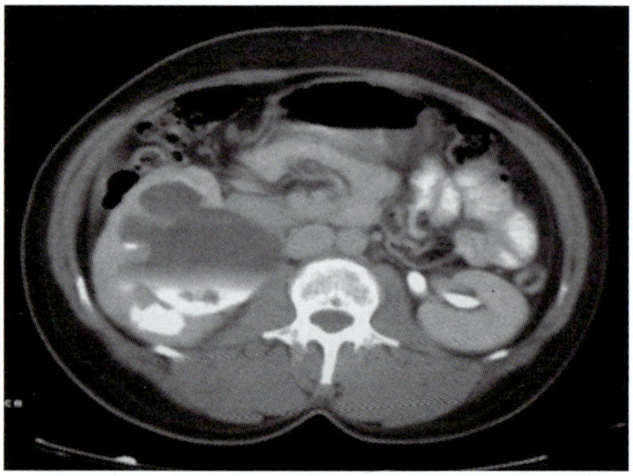

Illustration 9.5 : Dilatation pyélo-calicielle avec obstruction de l'élimination du produit de contraste et visualisation précoce d'une réduction de la largeur du parenchyme rénal.

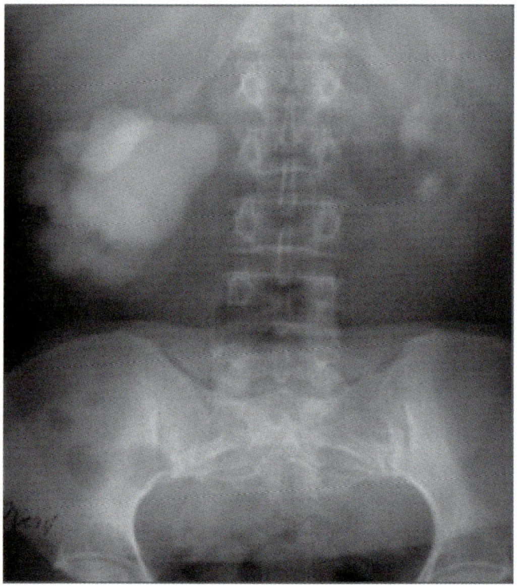

Illustration 9.6 : Sténose de la jonction. Bassinet dilaté à l'urographie avec image typique de l'absence d'illustration de la partie proximale de l'uretère.

Urétro-cystographie mictionnelles (UCGM)

Les pyélonéphrites récidivantes représentent une indication d'UCGM surtout chez l'enfant afin d'éliminer l'existence d'un reflux vésico-urétéral (RVU). Chez la femme adulte au décours d'un épisode non compliqué de pyélonéphrite, le taux de RVU est de 2% et donc très faible ; une UCM n'est donc pas obligatoire.

Scintigraphie rénale

La scintigraphie rénale DMSA peut aussi bien diagnostiquer une pyélonéphrite avec une grande fiabilité que mettre en évidence des cicatrices au décours de la guérison. La sensibilité en ce qui concerne les lacunes parenchymateuses focales ne surpasse pas celle du scanner.

9.3.5. Diagnostic différentiel

- Pancréatite
- Pneumonie basale
- Pleurésie
- Appendicite aigue
- Cholécystite aigue
- Diverticulite sigmoïdienne
- Infection annexielle
- Abcès rénal et périrénal

9.3.6. Traitement

Traitement symptomatique de la pyélonéphrite

Le traitement symptomatique comprend le repos, les analgésiques aux effets antipyrétiques (p. ex. le métamizol, le paracétamol chez l'enfant) ainsi qu'un protocole de perfusions pour augmenter la diurèse.

Antibiothérapie en cas de pyélonéphrite

Les fluoroquinolones s'imposent chez l'adulte en tant qu'antibiothérapie de première intention, pour l'enfant, on optera pour les céphalosporines.

▶ Adultes

Chez l'adulte, un traitement oral initial p. ex. de ciprofloxacine 500-750 mg selon le schéma 1-0-1 ou co-trimoxazol 800/160mg 1-0-1 pendant 7 à 14 jours est administré. Si un traitement de Co-trimoxazol est choisi, il est conseillé en priorité de prescrire une dose unique comportant 2g de ceftriaxone par voie iv. En cas d'administration par voie iv, on prescrira la ciprofloxacine 400 mg 1-0-1 ou la ceftriaxone 2g 1-0-0 est prescrit pendant 7-10 jours. Il est possible à partir d'un traitement antibiotique intraveineux initial de basculer sur un traitement oral lors de la réception de l'antibiogramme en tenant compte des résistances bactérienne aux antibiotiques. La biodisponibilité du traitement per os est excellente pour les fluoroquinolones de sorte que la voie intraveineuse ne s'impose que lorsqu'il n'est pas possible de les administrer par voie orale (p. ex. en cas de vomissements). Les autres antibiotiques sont les céphalosporines de troisième ou quatrième génération comme p.ex. le cefpodoxime 200mg 1-0-1 pendant 10 jours. Il faut garder à l'esprit le fait que les céphalosporines orales ont une concentration sérique et urinaire nettement plus basses. Ainsi, en cas de pyélonéphrite sévère ou devant la persistance d'une fièvre après 48 heures de traitement, une association thérapeutique s'impose. On associe alors une céphalosporine moderne ou l'amoxicilline-acide clavulanique à la gentamicine 5 mg/kg PC 1-0-0 i.v. Le traitement s'oriente en fonction de l'antibiogramme.

▶ Enfant

Chez l'enfant, un traitement de céphalosporine par voie parentérale est débuté : p. ex. avec la ceftriaxone 50 mg/ kg PC i.v. une fois par jour, le céfépime 50 mg/kg PC toutes les 8-12 heures en i.v. ou la ceftazidime 50 mg/kg PC toutes les 8 h en i.v. Dès la chute de la fièvre, un passage aux céphalosporines orales est possible p.ex. ceftibuten 9 mg/kg PC 1-0-0 ou céfixime 4-8 mg/kg PC 1-0-1. En cas de pyélonéphrite non compliquée, une antibiothérapie orale en première intention serait également possible.

Traitement en cas d'infection fongique

Le traitement systémique de la pyélonéphrite d'origine fongique se fait par fluconazole à la dose de 5-10 mg/kg PC 1-0-0 p.o. ou amphotéricine B à la posologie de 0,6 mg/kgKG i.v. 1-0-0 en première intention. Il est important d'éliminer la présence de « boules fongiques » par scanner ou pyélographie rétrograde. En cas de troubles de l'écoulement urinaire, il convient de pratiquer une néphrostomie percutanée ou de poser une sonde double J. En présence d'une néphrostomie, un lavage antérograde à base d'amphotéricine ou de fluconazole est possible. Un rein non fonctionnel, siège d'une infection fongique doit être réséqué.

Conduite à tenir devant une rétention urinaire

Une hydronéphrose dans un contexte d'infection peut représenter une urgence pouvant engager le pronostic vital du patient et nécessite une dérivation immédiate des urines soit par pose de sondes Single J ou double J soit par mise en place d'une néphrostomie percutanée. Il existe un risque d'urosepsis qui s'accompagne même de nos jours d'une mortalité importante. Par conséquent, il est conseillé en cas de suspicion clinique de pyélonéphrite, de toujours pratiquer une échographie rénale, au plus tard en l'absence de réponse au traitement.

Conduite à tenir en l'absence d'amélioration du tableau clinique

En l'absence d'amélioration du tableau clinique dans les 48-72 heures de traitement, une hospitalisation s'impose. De plus, il est recommandé de pratiquer un nouvel examen à la recherche d'une abcédation ou de troubles de l'écoulement urinaire au mieux par uro-scanner. De nouveaux prélèvements sanguins et un examen cyto-bactériologique des urines seront prescrits. En cas d'obstruction à l'écoulement des urines ; une dérivation immédiate est indiquée. En cas d'abcédations, un drainage percutané de l'abcès est pratiqué. Devant la persistance d'une septicémie malgré un traitement optimal, une néphrectomie reste le traitement de premier choix afin de maitriser la maladie en particulier en cas d'atteinte fonctionnelle du rein infecté. Si l'infection réapparait dès l'arrêt des antibiotiques, ce qui est possible dans 30% des cas, il est conseillé de represcrire une antibiothérapie pendant 14 jours, le cas échéant un traitement au long cours pendant 6 semaines peut s'avérer nécessaire.

Néphrectomie

L'indication d'une néphrectomie en urgence s'impose en cas de pyélonéphrite emphysémateuse ainsi que chaque fois qu'une septicémie à point de départ rénal ne pourra être stabilisée par les méthodes usuelles en soins intensifs.

9.4. Urétrite

9.4.1. Bases

Etiopathogénie

Souvent, il s'agit d'une urétrite infectieuse (*N. gonorrhoeae, C. trachomatis, U. urealyticum,* autres germes). Plus rarement, l'étiologie est mécanique, allergique ou est due à une affection générale.

Clinique

Parmi les symptômes, on retrouve des sensations de brûlures de l'urètre, une dysurie et éventuellement des écoulements urétraux.

Diagnostic

La symptomatologie ne permet souvent pas de donner d'indices sur l'étiologie. Le prélèvement urétral ou le recueil du premier jet d'urine permet de poser le diagnostic. Dans le meilleur des cas, l'examen portera sur les urines matinales. Les sérologies n'ont pas de signification clinique.

Traitement

Le traitement est prescrit conformément aux directives actuelles d'infectiologie (p. ex. directives de l'EAU, disponibles gratuitement sur Internet) qui font régulièrement l'objet de révisons en raison des résistances aux antibiotiques (voir également les chapitres suivants).

9.4.2. Gonorrhée

Définition

L'urétrite gonococcique est une urétrite purulente causée par *Neisseria gonorrhoeae* (chaude pisse en langage familier). Il s'agit de diplocoques gram négatif de près de 1 µm de diamètre (en forme de grains de café). Ils sont souvent retrouvés dans les granulocytes, en position intracellulaire.

Epidémiologie

On recense 150-400/100.000 nouveaux cas par an. Actuellement, on observe une tendance à l'augmentation de l'incidence en Europe.

Transmission

La transmission se fait par voie de contact lors de RS vaginaux ou plus rarement oraux. Le risque de transmission par RS est de 17% chez l'homme. La race humaine est le seul réservoir du germe.

Clinique

► Urétrite

Le temps d'incubation est de 3 à 10 jours avec de grandes variations en fonction des souches bactériennes. Le tableau clinique typique comprend un écoulement purulent provenant de l'urètre (goutte matinale), dysurie, sensations de brûlures urétrales, adénopathies inguinales. La sévérité des symptômes est toutefois très variable, en général la symptomatologie est moins marquée chez la femme que chez l'homme.

► Infections extra-génitales

Une gonorrhée peut avoir une expression extra-génitale et provoque une proctite, conjonctivite (blennorragie gonococcique) en particulier chez les nouveau-nés, pharyngite, arthrite ainsi que septicémie à gonocoques.

▶ Complications chez l'homme

En cas d'infection non traitée, une prostatite, épididymite, des abcès ainsi que des sténoses de l'urètre peuvent se constituer de même qu'une infertilité.

▶ Complications chez la femme

Une bartholinite, endometritis cervicalis, infection annexielle, infertilité et un syndrome de Fitz-Hugh-Curtis (péritonite chez les femmes présentant une infection ascendante des annexes, périhépatite) sont des complications d'une gonorrhée non traitée.

Démarches diagnostiques

Le diagnostic est posé grâce au frottis urétral. Après un délai de 4 heures suivant la dernière miction, plusieurs prélèvements urétraux sont pratiqués (pour plus d'informations, consulter les recueils d'infectiologie). D'autres prélèvements seront réalisés en fonction de l'interrogatoire et du tableau clinique y compris un prélèvement rectal et pharyngé.

Afin d'éviter l'effet « ping pong » d'une réinfection, un interrogatoire minutieux concernant les partenaires sexuels et un examen de tous les partenaires est obligatoire !

Ce n'est qu'une fois le frottis urétral fait qu'a lieu le recueil des urines du premier et milieu de jet pour la mise en culture ainsi que le diagnostic PCR.

Traitement

En cas de symptomatologie modérée, le traitement ne devrait être initié qu'après mise en évidence du germe.

Traitement de premier choix devant une étiologie connue : ceftriaxone 1 g par voie i.m. ou i.v. ainsi que l'azithromycine 1g p.o. en une prise.

Le traitement antibiotique alternatif après administration unique de 1 g de ceftriaxone en i.m. ou i.v est l'instauration d'une antibiothérapie par doxycycline 100 mg 1-0-1 pendant 7 jours. Cette approche permet de diminuer de 50% la probabilité d'une urétrite persistante qui est souvent entretenue par le chlamydia ou les uréaplasmes.

Il est important d'examiner et traiter le(s) partenaire(s) sexuel(s).

9.4.3. Urétrite non gonococcique

Etiologie

L'urétrite non gonococcique est le plus souvent causée par le *Chlamydia trachomatis.* Les autres germes sont les mycoplasmes (20%), entérocoques (15%), streptocoques (12%), *staphylococcus aureus* (5%) et *trichomonas vaginalis* (<1%). Toutefois, dans 20 à 30% des cas, l'étiologie est incertaine.

Clinique

▶ Urétrite

Le temps d'incubation est de 1-5 semaines. Un écoulement urétral d'aspect vitreux ou purulent (goutte matinale), une dysurie ou des sensations de brulures urétrales sont décrites. La sévérité des symptômes est très variable, en général les symptômes chez la femme sont moins marqués que chez l'homme.

▶ Complications des urétrites non gonococciques

Les infections ascendantes font partie des complications. Chez l'homme, on redoute l'apparition d'une épididymite, chez la femme, d'une annexite qui est constatée dans 20% des cas d'infections à chlamydia (PID). Les complications d'une PID sont la stérilité par sténose tubaire (12% après un épisode de PID, 35% des cas après le 2ème épisode). Il existe de plus un risque élevé de grossesse extra-utérine.

Une infection de la mère par le *Chlamydia trachomatis* peut entrainer chez le nouveau-né une pneumonie à chlamydia dans 15% des cas ou une conjonctivite à chlamydia dans 50% des cas.

▶ Syndrome de Reiter

Le syndrome de Reiter est une affection caractérisée par une réaction systémique avec mono ou oligo-arthrites. Une conjonctivite, balanite, fièvre et exanthème avec desquamation massive des palmes des mains et de la plante des pieds (keratoma blennorrhagicum viennent compléter le tableau clinique. Les symptômes apparaissent au décours d'une urétrite non spécifique ou d'une gastro entérite. Un syndrome de Reiter peut aussi s'observer au cours d'une infection mixte dans un contexte de gonorrhée.

Démarches Diagnostiques

Le diagnostic de l'urétrite non gonococcique se fait de la même manière que l'urétrite gonococcique (☞ section 9.4.1.). Le frottis urétral permet de poser le diagnostic. Plusieurs prélèvements urétraux ont lieu (pour plus d'informations, consulter les recueils d'infectiologie). Après un délai de 4 heures suivant la dernière miction, d'autres prélèvements seront pratiqués en fonction de l'interrogatoire et du tableau clinique ; y compris un prélèvement rectal et pharyngé. Ce n'est qu'une fois le frottis urétral fait qu'a lieu le recueil des urines du premier et milieu de jet pour la mise en culture ainsi qu'un test PCR. Un interrogatoire minutieux concernant les partenaires sexuels et un examen de tous les partenaires sont obligatoires ! Les sérologies permettent uniquement d'exclure une syphilis. La recherche de chlamydia par sérologie n'est pas adaptée en raison des trop nombreux cas faux-positifs.

Traitement

Les directives actuelles recommandent la prescription de doxycycline 100 mg 1-0-1 p.o. pendant 7-10 jours ou sinon d'azithromycine 0,5 g le 1er jour puis 250 mg 1-0-0 pendant les 4 jours suivants. Ces protocoles thérapeutiques sont efficaces contre la majorité des germes responsables d'urétrite. En cas de récidives, l'érythromycine 500 mg 1-1-1-1 est utilisée pendant 3 semaines. Le germe incriminé est le plus souvent l'*ureaplasma urealyticum.*

9.5. Prostatite aigue

Etiologie

Une prostatite aigue découle d'une contamination par voie ascendante à partir des voies urinaires. Les facteurs de risque particuliers sont le reflux d'urine intra-prostatique, le phimosis, les rapports anaux, les infections urinaires, les sondes urinaires, la biopsie prostatique ou les résections trans-urétrales.

Clinique

Parmi les symptômes généraux, on retrouve la fièvre, les frissons, les douleurs lombaires et périnéales. Les troubles urinaires suivants sont également typiques : impériosité mictionnelle, pollakiurie, dysurie et occasionnellement symptômes d'obstruction urinaire. Le toucher rectal retrouve une prostate très algique de consistance pâteuse avec occasionnellement palpation d'une fluctuation évoquant un abcès.

Démarches diagnostiques

Dans les cas classiques, on met en évidence dans le sang une hyperleucocytose avec déviation de la courbe d'Arneth à gauche, des valeurs élevées de la CRP et du PSA. Les sédiments urinaires montrent une pyurie, bactériurie et hématurie microscopique. Une uroculture permet d'identifier l'agent pathogène et doit toujours être prélevée avant l'instauration du traitement. Il est également possible de diagnostiquer les germes en cause grâce aux hémocultures en cas de fièvre élevée. L'échographie permet surtout d'exclure un résidu post-mictionnel pendant la phase aigüe. L'échographie transrectale (ETR) met en évidence les abcès prostatiques. En raison du danger que présente une bactériémie, une ETR ne devrait être pratiquée qu'après instauration de l'antibiothérapie. L'autre approche est la réalisation d'un scanner qui répondra aux mêmes interrogations.

Traitement

Le traitement de la prostatite aigue est symptomatique par dérivation urinaire sus-pubienne en cas de résidu post- mictionnel ou en cas de fièvre réfractaire au traitement, repos, réhydratation, AINS contre la fièvre et les douleurs ainsi que laxatifs pour un ramollissement des selles.

Une antibiothérapie empirique sera initiée jusqu'au résultat de l'uroculture : p. ex. avec la ciprofloxacine 500 mg 1-0-1 p.o. En cas de complications, il est recommandé de prescrire un traitement intraveineux de ceftriaxone 2 g i.v. ou pipéracilline/tazobactam 3 x 4,5 g i.v. par jour. Le traitement antibiotique a lieu par voie parentérale pendant 3 à 7 jours, par la suite un relais par antibiotique oral est prescrit à la posologie maximale conformément aux résultats de l'antibiogramme pendant 2 à 4 semaines.

En présence d'un abcès prostatique, une ponction trans- périnéale à l'aiguille est pratiquée en fonction de la sévérité avec aspiration unique ou drainage périnéal (cathéter Pigtail 9-12 charrière, mise en place sous écho-guidage par échographie transrectale). En cas d'abcès prostatiques en position centrale, une résection transurétrale de l'abcès facilitera le drainage.

9.6. Prostatite chronique

Définition

La classification NIH s'est imposée dans le classement des divers types de prostatites.

Epidémiologie

Les symptômes occasionnés par la prostatite chronique sont fréquents et représentent même le diagnostic urologique le plus fréquent chez l'homme de moins de 50 ans. 5% des hommes entre 20 et 50 ans ont déjà présenté un épisode de prostatite. Le pic de fréquence est compris entre 20 et 49 ans et au-delà de 70 ans. L'incidence est de près de 3/1000.

Etiologie

L'étiologie de la prostatite chronique est hétérogène comme l'implique les définitions de cette affection. En fonction de la pathologie prédominent les étiologies infectieuses (prostatite bactérienne chronique) toutefois les troubles mictionnels ou d'autres facteurs étiologiques peuvent être incriminés. Une origine multifactorielle avec des facteurs déclenchants entretenant la maladie, est probable. Par la suite, la douleur pelvienne chronique peut devenir indépendante par l'intermédiaire de processus neuromodulateurs et indépendamment de la pathologie en cause, ce qui rend un traitement difficile.

Les étiologies suivantes sont discutées :

- Infection chronique par des bactéries
- Reflux intra-prostatique
- Particularités hémodynamiques comme diminution du flux urinaire, troubles mictionnels de type obstructif par sténose du col vésical, hypersensibilité du remplissage vésical et dyssynergie sphinctérienne
- Dysrégulation neurogène
- Etiologie musculaire du syndrome algique chronique : tendinopathie d'insertion du bassin, myogéloses ou points gâchette myofasciaux
- Troubles psychosomatiques : on ne sait si ces derniers sont des facteurs étiologiques ou s'ils découlent de la pathologie

Clinique

Le questionnaire validé sur le plan international (NIH-CPSI = *NIH Chronic Prostatitis Symptom Index)* du *NIH Chronic Prostatitis Collaborative Research Network* reflète bien le spectre clinique des symptômes. On retrouve des douleurs, troubles mictionnels ainsi qu'une atteinte de la qualité de vie (questionnaire disponible gratuitement sur Internet).

Diagnostic

Anamnèse

Il convient d'enquêter sur les troubles mictionnels, les troubles sexuels ainsi que les symptômes généraux ; le questionnaire NIH-CPSI permet de quantifier les symptômes et d'assurer le suivi sous traitement.

Examen clinique

L'examen primordial reste le toucher rectal (TR) en vue du diagnostic différentiel. L'examen prostatique doit être pratiqué après recueil des urines.

Mesure du débit urinaire

La débitmétrie urinaire révèle les troubles mictionnels.

Prostatite chronique – Classification		
I	Prostatite bactérienne aigue	Infection bactérienne aigue
II	Prostatite bactérienne chronique	Infection bactérienne chronique (EPS $>10^4$ germes)
III	Prostatite chronique non bactérienne/ Prostatodynie	Absence de germes EPS $<10^4$, VB3 $<10^3$)
IIIa	Syndrome pelvien douloureux chronique inflammatoire (CPPS)	Lc augmentés, EPS >20 (× 1.000), VB3 >10 Lc (× 400), Ejaculat $>10^6$/ml
IIIb	Syndrome pelvien douloureux chronique non inflammatoire	Lc non augmentés, EPS <10 Lc/HPF
IV	Prostatite inflammatoire asymptomatique	Cellules inflammatoires dans la biopsie, Lc in EPS, VB3 ou Ejaculat

Tableau 9.4 : Classification de la prostatite chronique. **EPS :** expression de la sécrétion prostatique ; **VB3** : portion urinaire après massage prostatique ; **HPF** : *High power field* = agrandissement du microscope × 1.000.

Echographie vésicale

L'échographie permet d'identifier un résidu post mictionnel, des lithiases vésicales et de calculer le volume prostatique.

Examens biologiques

Il est recommandé de doser le PSA à partir de 50 ans.

Identification des germes

La mise en évidence d'une prostatite bactérienne chronique se fait par l'épreuve des quatre verres.

- 1. Les premiers 10 ml d'urine (germes de l'urètre)
- 2. Urines de milieu de jet (germes vésicaux)
- 3. Expression prostatique (germes prostatiques) : le taux normal de leucocytes par champs à un agrandissement important est inférieur à 10
- 4. Les premiers 10 ml d'urine obtenus après massage prostatique (germes prostatiques)

En raison des couts importants ainsi que de l'aspect fastidieux de l'examen ; le test des deux verres a supplanté progressivement cette épreuve. Sa spécificité en pratique quotidienne est suffisante.

- 1. Milieu de jet urinaire (germes vésicaux)
- 2. Les premiers 10 ml d'urine après massage prostatique (germes prostatiques)

Bilan diagnostique élargi

Echographie transrectale (ETR)

Les signes spécifiques d'une prostatite chronique en ETR font défaut. Les variables associées à une prostatite chronique sont l'aspect inhomogène des échos, les calcifications et les lithiases prostatiques, une dilatation des plexus veineux et des vésicules séminales. D'autre part, l'ETR est importante dans le diagnostic différentiel des abcès, des kystes de la prostate et des affections des vésicules séminales. Une biopsie prostatique n'est indiquée qu'en cas de toucher rectal suspect ou d'une élévation du taux de PSA.

Bilan urodynamique et cystoscopie

Dans le cadre du diagnostic différentiel des troubles mictionnels, une manométrie et une cystoscopie sont indiquées. Une obstruction sous-vésicale, une dyssynergie entre détrusor et sphincter ou une activité détrusorienne autonome sont souvent associées aux troubles voire à l'origine de ces derniers.

Diagnostic différentiel

- Epididymite
- Urétrite
- Cystites infectieuses et non infectieuse
- Tumeurs vésicales
- Pathologies rectales : proctite, fissure anale, hémorroïdes
- Pathologies du système nerveux
- Pathologies de l'appareil locomoteur

Traitement

Le traitement dépend du stade conformément à la classification NIH. Le traitement des stades NIH 1 est abordé dans le chapitre 9.5., le stade asymptomatique NIH IV ne nécessite aucun traitement.

Prostatite bactérienne chronique (NIH II)

Antibiothérapie au long cours pendant 4 à 6 semaines. Le choix de l'antibiotique dépend de l'uroculture et du résultat de l'antibiogramme, toutefois une substance ayant une bonne « diffusion » tissulaire devrait être choisie.

- Bactérie gram négatif : administration de fluoroquinolones tel que p. ex. ciprofloxacine 250-500 mg 1-0-1 ou co-trimoxazol 160/800 mg 1-0-1
- *Chlamydia trachomatis* : azithromycine pendant 4 semaines (1 g tous les 7 jours), doxycycline 100 mg 1-0-1 pendant 28 jours
- *Ureaplasma urealyticum* : érythromycine 500 mg 1-1-1-1, fluoroquinolone

Syndrome pelvien algique chronique inflammatoire (NIH IIIA) ou non inflammatoire (CPPS, NIH IIIB)

Une tentative d'antibiothérapie pendant 4 à 6 semaines semble justifiée p. ex. par les fluoroquinolones (ciprofloxacine 500 mg 1-0-1 ou lévofloxacine 500 mg 1-0-0). Malgré l'absence d'infection bactérienne, on retrouve des taux élevés de réponses au stade précoce de la maladie dans les études randomisées. Lorsque des régimes antibiotiques ont déjà été prescrits pendant plusieurs semaines, l'administration d'un autre antibiotique ne semble toutefois pas prometteuse.

Devant l'absence d'amélioration clinique, un traitement d'α-bloquants est conseillé. Dans de nombreuses études randomisées, l'efficacité d'un traitement d'α-bloquants a été démontrée dans les cas de prostatites chroniques. Les inhibiteurs de la

5α-réductase peuvent également être considérés pour le traitement car ils entrainent une réduction du tissu prostatique et une amélioration consécutive de l'obstruction sous-vésicale ainsi qu'une diminution du reflux intra-prostatique. Dans de nombreuses études randomisées, les inhibiteurs de la 5α-réductase ont entrainé une amélioration des symptômes subjectifs après 6 à 12 mois.

Le polysulfate de pentosan et le quercétine utilisé en phytothérapie, représentent des traitements alternatifs. Une étude randomisée avec le quercétine, un flavonoïde végétal aux propriétés antioxydantes a démontré l'efficacité de ce principe actif par rapport au placebo (dose : 500 mg 1-0-1).

A ce jour, il n'existe pas d'études randomisées concernant les AINS et les autres substances de phytothérapie privant l'efficacité vis-à-vis d'un placebo. De plus, l'utilisation des AINS au long cours est problématique en termes de tolérance.

Des approches thérapeutiques physiques comme les bains de siège chauds, réguliers ou l'application des infra-rouges telle que la thermothérapie par radio-fréquence peuvent avoir des effets bénéfiques. De même que la thérapie par les mouvements de type aérobic, l'acupuncture, le biofeedback et relaxation du pelvis, la thérapie électromagnétique du pelvis ou le traitement des points gâchettes myofasciaux.

Un massage prostatique régulier peut drainer des canaux prostatiques bouchés, améliorer la vascularisation et ainsi la pénétration des antibiotiques. Dans les études randomisées, son efficacité n'a pas été prouvée, le massage de la prostate a pourtant un certain effet placebo. Il est recommandé d'effectuer un massage deux à trois fois par semaine en même temps qu'une antibiothérapie. Des éjaculations fréquentes peuvent s'avérer utiles. Les formes thérapeutiques suivantes sont utilisées mais n'ont pas fait l'objet d'évaluation dans des études prospectives : physiothérapie, exercices d'étirement, injections intramusculaires d'anesthésiques locaux, exercices de relaxation, yoga, hypnose et massages.

Dans les études prospectives, l'injection de toxine botulique a montré son efficacité, ces traitements sont toutefois encore considérés comme expérimentaux.

Une RTUP n'a pas montré de résultats concluants à long terme en cas de CPPS, seules les études non contrôlées ont montré un certain effet.

Pronostic

60% des patients concernés sont devenus asymptomatiques en 6 mois, 20% ont montré une évolution variable pendant que 20% ont souffert de troubles continus avec chronicisation. Les facteurs prédictifs de mauvais pronostic sont les symptômes récidivants ou des symptômes marqués et des douleurs pendant ou après l'éjaculation.

9.7. Epididymite aigue

Etiologie

Le plus souvent, une épididymite est due à une infection urinaire ascendante par voie canaliculaire. Les facteurs déclenchants sont les interventions urétrales, l'activité sexuelle, l'urétéroscopie et les sténoses urétrales. Chez les adultes sexuellement actifs, elles découlent d'une contamination par Chlamydia ou Neisseria, chez les adultes non actifs sexuellement ou chez les enfants par *E. coli*, Proteus, Klebsielle, Pseudomonas ou Staphylocoques. En l'absence de germes, les virus ou mycoplasmes peuvent être à l'origine de l'infection. L'étiologie non infectieuses de l'infection de l'épididyme est le traitement par amiodarone.

Clinique

Parmi les signes cliniques d'épididymite, on compte l'œdème et la rougeur du scrotum, les douleurs testiculaires, un épididyme douloureux à la pression ainsi qu'une fièvre. En cas de forme avancée, les signes cliniques de l'urétrite ne sont pas toujours présents. Le plus souvent, le réflexe du crémaster est conservé et le signe de Prehn est négatif ; diminution de la douleur lors de l'élévation testiculaire (classique dans les épididymites mais non concluant).

Démarches diagnostiques

▶ Diagnostic biologique

Dans les sédiments urinaires, on retrouve le plus souvent une leucocyturie. Une uroculture permet d'identifier le germe mais est toutefois négative chez 40 à 90% des patients. La CRP n'est pas forcément augmentée.

Echographie

A l'échographie, l'épididyme est augmenté de volume et souvent accompagné d'une hydrocèle associée. Les symptômes classiques de l'infection de l'épididyme sont une augmentation de la vascularisation testiculaire et de l'épididyme. L'échographie est obligatoire pour le diagnostic différentiel. Il est important d'éliminer une abcédation, une participation du parenchyme testiculaire à l'infection et l'exclusion d'une torsion du testicule par l'échographie couplée au doppler. L'exclusion du diagnostic de torsion testiculaire par l'échographie-doppler en comparant avec le côté controlatéral n'est pas si simple et peut donner des résultats faux positifs. Lorsque le signal doppler artériel du testicule disparait par compression du cordon spermatique au niveau de l'anneau inguinal superficiel ; cela signifie que la vascularisation testiculaire est conservée. Si le signal persiste, il s'agit plutôt d'un vaisseau scrotal.

En cas de forte suspicion d'épididymite, une exploration chirurgicale du testicule en urgence est indiquée afin d'éliminer une torsion testiculaire. En cas de suspicion de tumeur du testicule et diagnostic différentiel douteux, une chirurgie avec abord inguinal s'impose.

Mesure du jet urinaire, urétrographie rétrograde et UCGM

Ces examens ont lieu au décours de la guérison de l'infection et permettent d'éliminer un diagnostic de pathologies vésicale ou urétrale. Ils sont surtout indiqués chez les enfants et les personnes âgées.

Traitement

Le traitement symptomatique comprend le repos, l'élévation et le refroidissement des testicules ainsi que les substances antiphlogistiques. En cas de douleurs majeures, une infiltration du cordon spermatique avec un anesthésique local à action lente par abord inguinal pourra être pratiquée (p. ex. bupivacaïne).

Antibiothérapie en cas d'épididymite

Après recueil d'une uroculture, une antibiothérapie empirique peut être débutée. En cas de suspicion d'épididymite due à des maladies sexuellement transmises : ciprofloxacine 500 mg p.o. ou ceftriaxone 250 mg en une prise i.m., suivi de doxycycline 100 mg 1-0-1 p.o. pendant au moins 7 jours (indication de la doxycycline en particulier chez les jeunes hommes sexuellement actifs avec des antécédents correspondants). Traitement alternatif : azithromycine 1 g p.o. en une prise.

En cas de suspicion d'infections urinaires ascendantes : ciprofloxacine 500 mg 1-0-1 ou autre quinolone pendant au moins 10 jours.

Traitement chirurgical

En cas d'épididymite réfractaire au traitement, une épididymectomie peut être effectuée. Dans ce cas, les complications locales sont fréquentes, on peut observer des infections récidivantes, des troubles de la cicatrisation ou même une nécrose testiculaire. En cas d'abcédation du testicule ou lorsqu'une mise à plat est souhaitée, une orchiectomie est indiquée.

Bibliographie

Chez l'auteur

10. Troubles fonctionnels de la vessie

10.1. Introduction

Les troubles fonctionnels de la vessie sont très répandus partout dans le monde et peuvent apparaître à tout âge. Les troubles peuvent concerner la phase de stockage et/ou de vidange du cycle mictionnel et être plus ou moins prononcés, de sorte que les personnes concernées peuvent être asymptomatiques ou présenter des symptômes majeurs et une grande souffrance. À l'inverse, les patients peuvent se plaindre de symptômes urinaires spécifiques sans qu'il ne soit possible d'objectiver un trouble fonctionnel sous-jacent.

La fonction vésicale normale

La fonction vésicale « normale » désigne le déroulement physiologique entre une phase de stockage « normal » de la vessie et une phase de vidange « normale ». Pendant la phase de stockage, le muscle de la vessie (le détrusor) doit maintenir une tension constante de la paroi alors que le volume de liquide augmente et garantir ainsi une pression aussi basse que possible dans la vessie jusqu'à la phase de vidange. Dès que l'ordre volontaire de vidange de la vessie est donné par les centres nerveux supérieurs du cerveau, la vessie doit se vider aussi rapidement et complètement que possible, avec une augmentation de pression aussi limitée que possible.

Commande de la fonction vésicale

La vessie est sous le contrôle du système nerveux central et est principalement pilotée par les fibres nerveuses autonomes issues des fibres sympathiques des segments thoraco-lombaires, ainsi que des fibres para-sympathiques des segments sacrés. L'innervation somatique des muscles striés du plancher pelvien est assurée par des fibres nerveuses somatomotrices du nerf honteux, permettant ainsi une commande volontaire. De plus, le nerf honteux contient des fibres somatosensorielles qui innervent les dermatomes sacrés, ainsi que des fibres viscéromotrices et sensorielles qui innervent les organes génitaux masculins et féminins. Le contrôle végétatif entre l'activation du parasympathique et ainsi l'induction de la phase de miction et son inhibition relèvent d'un réflexe bulbospinal qui passe par le centre mictionnel sacré (situé dans les segments sacrés) et le centre mictionnel pontin (situé dans le tronc cérébral). Chez les nourrissons et les enfants en bas âge, ce réflexe entraîne une vidange « automatique » ou « réflexe » de la vessie lorsqu'elle atteint un certain volume de remplissage. Pendant le développement du système nerveux, les zones corticales exercent un effet inhibiteur sur ce réflexe, de sorte que celui-ci peut être déclenché volontairement dans des situations convenables en termes de lieu, de moment et d'environnement social par la levée de l'inhibition, permettant alors la vidange de la vessie.

Trouble de la fonction vésicale

La fonction vésicale peut être entravée par des problèmes liés aux mécanismes de contrôle de la vessie (p. ex. vessie neurogène) ou des problèmes affectant le bas appareil urinaire (notamment hyperplasie de la prostate, faiblesse du plancher pelvien), de sorte qu'un diagnostic urologique approfondi est souvent indispensable pour une évaluation précise. Souvent, on observe un recoupement des symptômes entre les différentes problématiques, de sorte que le tableau clinique ne permet pas de diagnostiquer la cause sous-jacente.

Symptômes

Selon l'ICS (*International Continence Society*), le spectre des troubles affectant le bas appareil urinaire (*Lower Urinary Tract Symptoms* = LUTS) se répartit de la façon suivante :

- **Symptômes de la phase de remplissage :** pollakiurie (augmentation de la fréquence des mictions pendant la journée), nycturie (mictions nocturnes entre des phases de sommeil), besoin impérieux d'uriner = urge (besoin soudain, impérieux et difficile à réprimer), incontinence urinaire.
- **Symptômes de la phase de vidange des urines :** jet d'urine affaibli, jet d'urine interrompu = intermittent, attente initiale = hésitation, miction par pression, goutte terminale (à la fin de la miction)
- **Symptômes post-mictionnels :** sensation de résidu post-mictionnel, gouttes retardataires post-mictionnelles (perte involontaire d'urine au décours de la miction)

- **Symptômes associés à l'activité sexuelle :** symptômes pendant ou immédiatement après les rapports sexuels (dyspareunie, absence de lubrification, incontinence urinaire pendant les rapports sexuels et/ou l'orgasme)
- **Symptômes associés au prolapsus des organes pelviens :** sensation de corps étranger, sensation de lourdeur.
- Douleurs génitales et douleurs du bas appareil urinaire

Valeurs normales

Les valeurs normales de la **capacité vésicale** chez l'adulte se situent entre 350 et 550 ml, les volumes mictionnels étant souvent plus bas, entre 200 et 400 ml. La fréquence des mictions diurnes (**diurie** = première miction après le réveil jusqu'à la dernière miction avant le coucher) dépend fortement de la quantité de liquide consommée et se situe normalement entre 4 et 8 mictions pour 1500-2000 ml de boisson consommée par jour. La miction nocturne (**nycturie**) est définie comme le besoin de se réveiller la nuit pour uriner. Elle se traduit par une vidange de la vessie, puis une nouvelle phase de sommeil. Une seule nycturie est considérée comme normale.

Tableaux cliniques

Les principaux signes cliniques évoquant un trouble fonctionnel de la vessie sont l'incontinence urinaire, l'hyperactivité vésicale et un ensemble de symptômes marqués avant tout par des douleurs, regroupés sous le terme de « syndrome douloureux vésical » (ou cystite interstitielle) et qui ne montrent aucune pathologie sous-jacente manifeste. La cystite interstitielle peut être considérée comme une pathologie clairement définie, avec des lésions cystoscopiques et urodynamiques spécifiques.

Âge avancé, obésité, confusion, démence, délire, infections, dépression, sédentarité, constipation et effets secondaires des médicaments en sont les facteurs de risque.

Une thérapie ciblée permet de réduire considérablement l'impact social, hygiénique et psychique et de limiter fortement les coûts en personnel soignant et en matériel pour l'incontinence.

Conséquences d'un trouble fonctionnel de la vessie

Outre les symptômes manifestes (*Lower Urinary Tract Symptoms*, LUTS) et l'impact psycho-social, un trouble fonctionnel peut notamment favoriser, voire causer des infections urinaires récurrentes, calculs vésicaux et lésions rénales liées à un reflux urinaire. Il faut bien souvent attendre l'apparition de ces symptômes pour éveiller les soupçons d'un trouble fonctionnel de la vessie.

10.2. Tableaux cliniques

10.2.1. Incontinence d'effort (synonyme : incontinence de stress)

Clinique

Pertes d'urine (par gouttes ou jets) **sans besoin d'uriner**, devant une augmentation de la pression intra-abdominale. Il s'agit de la forme d'incontinence la plus fréquente chez la femme (environ 80% des cas).

Classification selon le degré de gravité

- Grade I : pertes d'urine en toussant, en éternuant, en riant
- Grade II : pertes d'urine en soulevant des charges lourdes, en montant des escaliers, en courant
- Grade III : pertes d'urine sans effort physique (p. ex. en position allongée)

Causes

Il s'agit le plus souvent de problèmes liés au plancher pelvien : faiblesse musculaire du plancher pelvien, p. ex. en cas de multiparité, de prolapsus (hystérocèle/colpocèle, cystocèle), d'atrophie de la muqueuse vaginale due à une carence en œstrogènes, d'un trouble congénital de l'innervation du plancher pelvien, notamment en cas de méningomyélocèle (spina bifida). Compression nerveuse extrinsèque au niveau du rachis lombosacré (p. ex. syndrome de la queue de cheval) par compression du canal rachidien qui peut être causée par une fracture vertébrale, une hernie discale, des lésions traumatiques de la moelle épinière. Lésions iatrogènes/traumatiques des nerfs périphériques du bassin ou du sphincter externe dans les suites d'une opération. Polyneuropathies (p. ex. de rôle diabétogène, carence en vitamine B12, etc.).

10.2.2. Incontinence par impériosité (synonyme : incontinence d'urgence)

Clinique

Besoin impérieux d'uriner qui ne peut être réprimé et conduit à des pertes urinaires avant d'atteindre les toilettes. Souvent associé à une augmentation de la fréquence des mictions (pollakiurie) et/ou une nycturie (>1 miction par nuit).

Classification

- Incontinence par impériosité non neurogène (idiopathique) : aucune cause neurologique existante, notamment en cas de troubles inflammatoire ou néoplasiques du bas appareil urinaire. Chez l'homme, conséquence habituelle d'une obstruction sous-vésicale
- Incontinence par impériosité neurogène : cause neurologique présente. Typique de lésions des voies supra-protubérantielles/infra-protubérantielles supra-sacrées du système nerveux central

Causes

Infections des voies urinaires, infections urogénitales récurrentes/chroniques, carence en œstrogènes, obstruction sous-vésicale (presque uniquement chez l'homme, surtout en raison d'une hyperplasie de la prostate, sténose urétrale, hypertrophie/sclérose du col vésical, cancer de la prostate), calculs vésicaux, tumeurs de la vessie, prostatite chronique récidivante, atteintes dégénératives, état postopératoire, lésions supra-spinales et spinales, maladies métaboliques, psychosomatiques, origine médicamenteuse, consommation excessive de café, de boissons gazeuses ou de boissons aux agrumes, comportement mictionnel habituel.

10.2.3. Incontinence mixte

L'incontinence mixte se caractérise par l'association d'incontinence d'effort et d'incontinence par impériosité. La plupart du temps, une composante est prioritaire pour le patient et le traitement est donc axé en premier lieu sur cet élément.

10.2.4. Incontinence par regorgement, incontinence par rétention urinaire chronique

Clinique

Pertes d'urine vessie pleine, dans un contexte de distension vésicale, d'un résidu post-mictionnel élevé avec perturbations de la motricité vésicale.

Classification et causes

- Obstructives : plus fréquentes chez l'homme en cas d'obstruction sous-vésicale avancée avec lésion myogénique du détrusor, rarement chez la femme souffrant de prolapsus.
- Fonctionnelles : Hypo- ou acontractilité du détrusor sur fond de problématique neurogène (p. ex. polyneuropathie, lésions de la moelle sacrée, lésion de la queue de cheval ou du plexus pelvien)

10.2.5. Incontinence extra-urétrale

Clinique

Perte urinaire (généralement continue et imperceptible) en dehors de l'urètre.

Causes

Malformations (p. ex. abouchement de l'urètre ectopique), fistules urogénitales ou rectovésicales/-urétrales (postopératoires, post-inflammatoires, tumorales, post-traumatiques).

10.2.6. Énurésie

Clinique

Énurésie récurrente après l'âge de 5 ans, sans cause urologique ou neurologique identifiable.

Causes

Maturation mictionnelle perturbée, rythme jour-nuit de l'hormone antidiurétique perturbé, absence de réveil lorsque la vessie est pleine, trouble psychogène, trouble neurogène de vidange de la vessie non encore diagnostiqué.

10.2.7. Syndrome de la vessie hyperactive

La vessie hyperactive (également *overactive bladder* = OAB, *urgency-frequency syndrome* ou vessie irritable) désigne un trouble de la fonction vésicale accompagné de **symptômes de rétention urinaire** (pollakiurie, nycturie et urgenterie, voire incontinence urinaire d'urgence), d'intensité variable. Les femmes sont nettement plus touchées par ces symptômes que les hommes.

Le terme de vessie hyperactive est utilisé de différentes manières, parfois lorsque les symptômes présentés ci-dessus apparaissent (l'étiologie pouvant p. ex. être une infection des voies urinaires), parfois seulement après l'exclusion d'une pathologie existante pour décrire un trouble idiopathique de la vessie.

Après avoir exclu une pathologie sous-jacente, le traitement vise avant tout à réduire les symptômes d'impériosité.

10.2.8. Syndrome de la vessie douloureuse

Les troubles de la fonction vésicale marqués en premier lieu par une sensation douloureuse au niveau de la vessie associée à la fonction vésicale (p. ex. douleurs vessie pleine ou à la vidange) sont aujourd'hui regroupés sous le terme de « syndrome de la vessie douloureuse ». L'étiologie est généralement multifactorielle, avec une problématique bio-psycho-sociale et plus rarement une cause clairement définie, notamment une cystite interstitielle. Des processus inflammatoires peuvent favoriser cette dernière, notamment des processus de fibrose dans la vessie avec atteinte des propriétés mécaniques (p. ex. diminution de l'élasticité = compliance) ainsi qu'une modification de l'analyse sensorielle.

L'exploration urologique spécialisée comprend une évaluation structurelle/morphologique avec urétro-cystoscopie, cytologie vésicale et, le cas échéant, biopsie et une évaluation fonctionnelle avec bilan urodynamique (vidéo) pour mesurer entre autres la capacité de la vessie. Dans la plupart des syndromes de douleurs vésicales, aucune pathologie claire pouvant expliquer de manière concluante les symptômes n'a toutefois pu être mise en évidence.

C'est la raison pour laquelle une approche thérapeutique purement médicale-biologique est peu efficace, car les autres dimensions qui interviennent dans cette problématique (comorbidité psychologique, conditions économiques et sociales) ne sont pas prises en compte.

La plupart du temps, il est nécessaire de développer un concept de traitement holistique qui repose sur une gestion interdisciplinaire (notamment urologie, traitement de la douleur, physiothérapie, psychologie).

10.3. Diagnostic

10.3.1. Anamnèse

Il est important de procéder à un relevé précis des symptômes avec leur début et leur évolution dans le temps, leur gravité et leur importance sociale. De même, les facteurs externes qui influent sur l'évolution, la gravité et la manifestation des troubles associés ainsi que les facteurs de prédisposition doivent être relevés (☞ tableau 10.1).

Une anamnèse médicamenteuse détaillée permet, le cas échéant, d'identifier les médicaments à l'origine d'une incontinence ou responsables d'une aggravation de celle-ci (☞ Tableau 10.2).

Un **journal mictionnel**, que le patient doit tenir pendant au moins trois jours, est très utile pour recenser les symptômes de la maladie. La quantité de boisson, les volumes mictionnels, l'intensité du besoin d'uriner, le volume des pertes urinaires, l'utilisation de couches et les douleurs sont consignés. Le journal mictionnel est le principal instrument pour saisir les troubles vésicaux au quotidien et ainsi évaluer la gravité des atteintes fonctionnelles. De plus, il peut être utilisé pour objectiver le succès du traitement.

10.3.2. Examen clinique

L'examen clinique porte sur l'état général et repose sur une évaluation neurologique ciblée, en se concentrant sur les nerfs sacrés S2-S4 pertinents pour le bas appareil urinaire (sensibilité des dermatomes sacrés correspondants ainsi que tonus du sphincter anal et réflexe bulbocaverneux).

Chez la femme

- Examen clinique des organes génitaux externes (atteintes cutanées, malformations, cystocèle/rectocèle/prolapsus utérin/vaginal avec/sans manœuvre de Valsalva, test à la toux avec vessie pleine en position couchée et debout, caroncule urétrale, sclérose du méat, leucorrhées)
- Toucher rectal (tonus du sphincter anal our vérifier l'intégrité de l'innervation du plancher pelvien).

Chez l'homme

- Examen clinique des organes génitaux externes (épi-/hypospadias ? sténose du méat ? Cryptorchidie ? atrophie des testicules ?)
- Toucher rectal (tonus du sphincter anal, taille, consistance, douleur à la palpation de la prostate)

Attention : en cas de prostatite aiguë, le toucher rectal peut entraîner une urosepsie.

- Epreuve des 4 verres en cas de suspicion de prostatite chronique : Prélèvement des urines de premier jet, de milieu de jet, sécrétion prostatique après massage et urine post-massage

Incontinence urinaire – anamnèse	
• **Questions sur les pertes urinaires** - Pertes d'urine remarquées/non remarquées ? - Depuis quand ? Évolution ? - Quand ? - Jour/nuit, dans le cadre de quelle activité, avec/sans besoin d'uriner - Combien ? - Gouttes, éclaboussures, pertes constantes, nombre de serviettes/couches par jour • **Questions sur la miction** - Nombre de mictions par 24 h ? Nombre de mictions par nuit ? Volume d'urine par miction ? - Puissance du jet d'urine ? Miction en deux temps ? Attente initiale ? Sensation d'urine résiduelle ? - Besoin d'uriner fort/impératif ? Dysurie ? Algurie ? - Hématurie macroscopique ? • **Questions sur les circonstances concomitantes chez la femme** - Pré-/post-ménopausique ? Cycle menstruel ? Inhibiteurs de l'ovulation ? Substitution hormonale ? - Grossesses et accouchements spontanés ? Déchirure périnéale ? Épisiotomie ? - Dyspareunie ? Prurit/écoulement vaginal ? Antécédent d'hystérectomie et/ou annexectomie ?	• **Anamnèse fécale** - Constipation ? Diarrhée ? Antécédent de diverticulite sigmoïdienne ? • **Anamnèse sexuelle** • **Comorbidités** - Atteintes neurogènes (p. ex. sclérose en plaques, maladie de Parkinson) - Maladies métaboliques (p. ex. diabète) - Maladies cardiaques - Consommation d'alcool, tabagisme - Traumatismes (crânien, médullaire, pelvien) - Opérations (abdominales, rétropéritonéales, transurétrales, pelvis minor, colonne vertébrale) - Radiothérapie (cerveau, moelle épinière, pelvis minor) - Troubles psycho-organiques (p. ex. maladie d'Alzheimer, accident vasculaire cérébral) • **Anamnèse médicamenteuse**

Tableau 10.1 : Anamnèse ciblée en cas d'incontinence urinaire.

Groupe de médicaments	Influence sur la miction
Diurétiques	Apparition d'une nycturie en cas de prise le soir
Cholinergiques, inhibiteurs de la cholinestérase, prostaglandines, bêtabloquants	Renforcement de la contractilité du détrusor entraînant des symptômes d'impériosité.
Anticholinergiques (antipsychotiques, antidépresseurs, antiparkinsoniens, sédatifs, opiacés, sartans), antagonistes du calcium	Diminution de la contractilité du détrusor entraînant une difficulté à vider la vessie et une rétention urinaire.
α-bloquants, inhibiteurs de l'ECA	Une diminution de la résistance à l'évacuation au niveau du col vésical entraîne une incontinence d'effort
Myorelaxants, benzodiazépines	Une diminution du tonus des muscles striés du plancher pelvien entraîne une incontinence d'effort.

Tableau 10.2 : Influence des médicaments sur la miction.

- Frottis urétral en cas de suspicion d'urétrite (chlamydia, gonocoques, uréaplasmes, mycoplasmes) ou urine de premier jet avec PCR correspondants

D'autres examens réalisables en cabinet de médecine générale comprennent un examen urinaire et, le cas échéant, une culture d'urine à partir d'urine non souillée de milieu de jet, ainsi que si nécessaire un bilan biologique avec dosage des paramètres de l'inflammation, de la fonction rénale et du PSA chez les hommes à partir de 45-50 ans ainsi qu'une mesure d'un résidu post-mictionnel éventuel.

10.3.3. Examens complémentaires par le médecin spécialiste

Le reste des examens ambulatoires réalisés par l'urologue comprend entre autres une mesure du flux urinaire (débitmétrie urinaire), une urétrocystoscopie ainsi qu'un bilan urodynamique (vidéo) avec, le cas échéant, une électromyographie du plancher pelvien. Le cas échéant, une urétrocystographie mictionnelle (MCUG) et/ou une urétrocystographie rétrograde peut également être réalisée.

> Un examen spécialisé est obligatoire en cas de troubles de la vidange vésicale, d'incontinence extra-urétrale, d'un résidu post-mictionnelle >100 ml, de corps étrangers et pour toute hématurie macroscopique.

10.4. Traitement

10.4.1. Traitement conservateur

Le concept thérapeutique des troubles de la fonction vésicale en l'absence de facteur déclencheur facile à traiter, comme une infection aiguë des voies urinaires ou une hyperplasie de la prostate, comprend généralement une thérapie combinée associant une rééducation du périnée ou de la miction, un changement de comportement et un support médicamenteux.

Dans le cas de l'incontinence urinaire en particulier, une combinaison judicieuse de différentes formes thérapeutiques suivie d'une prophylaxie à long terme sont déterminantes pour le succès du traitement. Le tableau 10.3 présente un aperçu des options thérapeutiques pour les formes d'incontinence les plus fréquentes.

Matériel pour incontinence urinaire et cathéter vésical

En cas d'incontinence urinaire sévère entraînant des problèmes de soins et d'hygiène, les mesures d'urgence reposent souvent sur l'utilisation de moyens auxiliaires (matériel pour incontinence urinaire comme les couches et les protections). En cas de problèmes cutanés causés par l'incontinence, un étui pénien urinaire peut s'imposer chez les hommes ou, pour les deux sexes, un sondage transurétral ou sus-pubien peut s'avérer nécessaire pour la guérison. Dans la mesure du possible, ce sondage devra cependant n'être utilisé qu'à titre provisoire. En cas de cathétérisme à long terme, il faut veiller à remplacer le cathéter toutes les 8 à 12 semaines et, si possible, renoncer à une dérivation permanente en raison de la perte de capacité de la vessie. Dans ce cas, une valve appropriée peut être utilisée tout au long de la journée.

Le cathétérisme entraîne toujours une colonisation bactérienne du tractus urinaire inférieur, qui est considérée dans ce cadre comme une colonisation « physiologique » (comparable à celle du tractus intestinal) et porte le nom de « bactériurie asymptomatique ». Celle-ci ne doit être explicitement traitée par antibiotiques qu'en présence de signes d'infection systémiques tels que fièvre ou frissons. En cas de troubles locaux, notamment de douleurs vésicales/sus-pubiennes ou d'incontinence d'urgence, on peut améliorer les symptômes en augmentant la diurèse ou en effectuant des lavages vésicaux.

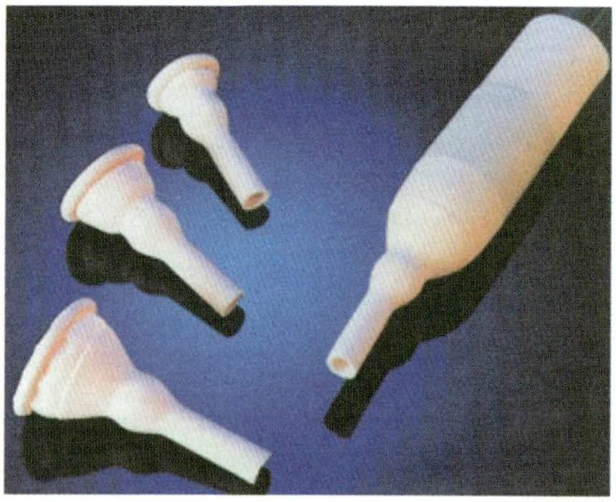

Illustration 10.1 : Etuis péniens, enfilés sur le pénis pour dévier les urines.

Forme d'incontinence	Options thérapeutiques
Incontinence d'effort	• Conservatrices - Rééducation périnéale - Électrostimulation - Médicaments tonifiant le sphincter • Chez la femme - Pessaires (☞ illustration 10.2) - Substitution oestrogénique • Chirurgicales - Injection péri-urétrale d'agents de comblement - Pexie chirurgicale en cas de prolapsus - Pose d'une bandelette urinaire - Prothèses sphinctériennes
Incontinence d'urgence	• Conservatrices et médicamenteuses - Traitement d'une infection urogénitale - Traitement d'une obstruction sous-vésicale - Médicaments avec effet relaxant sur le détrusor (en l'absence de résidu post-mictionnel) - Contrôle des boissons et rééducation mictionnelle - Formation sur le changement de comportement - Électrostimulation et neuromodulation • Chez la femme - Œstrogénothérapie locale • Chirurgicales - Correction d'une obstruction sous-vésicale - Injections de toxine botulinique A dans le détrusor
Incontinence par regorge-ment	• Conservatrices et médicamenteuses - Traitement d'une obstruction sous-vésicale - Auto-sondage intermittent / sondage intermittent par un tiers - Cathéter transurétral / sus-pubien à demeure • Chirurgicales - Correction d'une obstruction sous-vésicale

Tableau 10.3 : Options thérapeutiques des formes d'incontinence les plus fréquentes.

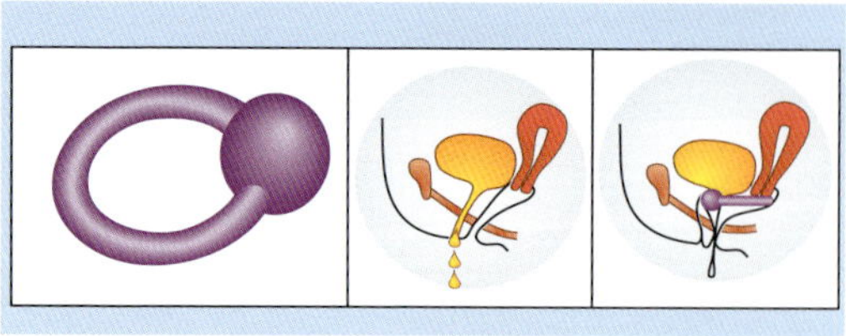

Illustration 10.2 : Pessaire urétral en cas d'incontinence d'effort : le relèvement de l'angle vésico-urétéral permet un traitement de l'incontinence d'effort.

Contrôle des boissons et rééducation mictionnelle

Souvent, la réaction des patients souffrant d'un besoin impérieux d'uriner et/ou d'incontinence consiste à réduire leur prise quotidienne de liquides, ce qui peut toutefois aggraver encore les symptômes d'urgenterie. Une concentration de l'urine entraîne une augmentation de l'osmolarité des substances urinaires caustiques, qui peut entraîner une atteinte urothéliale avec adhésion bactérienne consécutive.

Le contrôle de la prise de boissons a pour objectif d'atteindre un **volume d'urine de 2000-3000 ml/24 h** par une prise de boissons régulière. Dans ce cadre, il est utile de prendre des grands verres et de prévoir la quantité théorique de boisson à consommer le matin et l'après-midi.

En cas d'impériosité, retarder la miction doit permettre d'améliorer à nouveau le volume mictionnel. L'objectif de la rééducation mictionnelle est d'atteindre un **volume de miction d'environ 200-500 ml.** En outre, il faut veiller à une vidange complète de la vessie sans précipitation et sans interruption volontaire de la miction.

Rééducation périnéale

La rééducation ciblée du plancher pelvien permet en particulier d'améliorer l'incontinence d'effort et la descente d'organes chez la femme. Les troubles d'ordre sexuel peuvent également être améliorés grâce à un renforcement du plancher pelvien. En général, la rééducation périnéale suit un **programme en trois étapes** :

1. Prise de conscience de la musculature du plancher pelvien

2. Apprentissage de l'activation et du relâchement du plancher pelvien, apprentissage de l'activation réflexe et situationnelle et intégration dans le concept de fonctionnement du corps.

3. Renforcement du plancher pelvien et intégration au quotidien dans le cadre d'un programme à long terme.

La technique du biofeedback (visuel, acoustique) peut être efficace. Les **aides à l'entraînement** peuvent prendre la forme de boules ou de cônes, qui sont introduits dans le vagin et retenus en activant le plancher pelvien.

En l'absence d'activation volontaire du plancher pelvien et en cas d'échec de la rééducation périnéale et du traitement de première intention (contrôle des boissons et rééducation mictionnelle, traitement des infections, œstrogènes, prise de médicaments), il est possible de recourir à **l'électrostimulation ou à la neuromodulation.**

10.4.2. Traitement médicamenteux

Le tableau suivant présente les médicaments les plus importants et les plus utilisés dans le cadre d'une incontinence. Pour les contre-indications, les autres effets indésirables et les interactions, se référer au Compendium des médicaments.

Anti-muscariniques (anticholinergiques)

- Indication : troubles impérieux, incontinence par impériosité, pollakiurie, nycturie, spasmes vésicaux chez les porteurs de cathéters.
- Mécanisme : parasympatholytique, effet relaxant du détrusor
- Contre-indication : glaucome à angle fermé, résidu post-mictionnel significatif (contre-indication relative)
- Effets indésirables (plus ou moins prononcés et fréquents selon le principe actif) : formation de résidu post-mictionnel, sécheresse buccale, constipation, augmentation de la pression intraoculaire, troubles de l'accommodation, tachycardie, troubles du rythme cardiaque, confusion, fatigue, troubles de la concentration.

Principe actif	Dénomination commerciale	Dosage
Darifénacine	Emselex® 7,5 mg/15 mg comprimés	1 × 7,5-15 mg/j
Fésotérodine	Toviaz® 4 mg/ 8 mg comprimés	1 × 4-8 mg/j
Oxybutynine	Ditropan® 5 mg comprimés	3 × 5 mg/j
	Kentera® 36 mg patch trans-dermique	1 × 36 mg/3 j
Soliféacine	Vesicare® 5 mg/ 10 mg comprimés	1 × 5-10 mg/j
Toltérodine	Detrusitol® SR 2 mg ou 4 mg capsules	1 × 2-4 mg/j
	Toltérodine Pfizer® 2 mg ou 4 mg capsules	1 × 2-4 mg/j
Chlorure de trospium	Spasmex® 20 mg comprimés pelliculés	2 × 20 mg/j
	Spasmo Urgenin Neo® 20 mg dragées	2 × 20 mg/j

Tableau. 10.4 : Anti-muscariniques (anticholinergiques) utilisés fréquemment.

Spasmolytiques

- Indication : troubles impérieux, incontinence par impériosité, pollakiurie, nycturie, spasmes vésicaux chez les porteurs de cathéters.
- Mécanisme : sympathomimétique, effet relaxant du détrusor
- Contre-indications : hypertension sévère, résidu post-mictionnel significatif, dysréflexie autonome
- Effets indésirables : hypertension, céphalées, tachycardie

Principe actif	Dénomination commerciale	Dosage
Mirabégron	Betmiga® 25 mg ou 50 mg comprimé à libération prolongée	1 × 25 ou 50 mg/j

Tableau 10.5 : Spasmolytiques.

Inhibiteurs de la recapture de la sérotonine et de la noradrénaline

- Indication : *usage hors AMM* dans l'incontinence d'effort
- Mécanisme : effet complémentaire tonifiant pour le sphincter
- Contre-indication : prise concomitante d'inhibiteurs de la MAO, hypertension sévère
- Effets indésirables : hypertension, céphalées, nausées, sécheresse buccale, constipation, troubles du sommeil

> ***Attention :*** symptômes de sevrage en cas d'arrêt subit (vertiges), hyperhidrose, nausées, vomissements, diarrhées, troubles du sommeil).

Principe actif	Dénomination commerciale	Dosage
Duloxétine	Cymbalta® 30 mg ou 60 mg capsules	1 × 30-60 mg/j
	Duloxétine 30 mg ou 60 mg capsules	1 × 30-60 mg/j
Imipramine	Tofranil® 10 mg/ 25 mg dragées	3 × 10-25 mg/j

Tableau 10.6 : Inhibiteurs de la recapture de la sérotonine et de la noradrénaline qui ne sont toutefois pas autorisés en Suisse pour le traitement d'une incontinence d'effort (*usage hors AMM*).

α-bloquants

- Indication : obstruction d'origine prostatique (jet urinaire affaibli, besoins impérieux, nycturie)
- Mécanisme : sympatholytique, baisse de la résistance à l'écoulement urinaire du col vésical/de la vessie
- Contre-indication : hypotension orthostatique
- Effets indésirables : hypotension, éjaculations rétrogrades

Principe actif	Dénomination commerciale	Posologie
Alfuzosine	Alfuzosine 2,5 mg	2-3 × 2,5 mg/j
	Alfuzosine 10 mg retard	1 × 10 mg/j
	Xatral® 2,5 mg comprimés	2-3 × 2,5 mg/j
	Xatral® Uno 10 mg comprimés	1 × 10 mg/j
Silodosine	Urorec® 4 mg ou 8 mg capsules	1 × 4 ou 8 mg/j
Tamsulosine	Pradif® T 0,4 mg capsules	1 × 0,4 mg/j
	Omix Ocas® 0,4 mg capsules	1 × 0,4 mg/j
	Tamsulosine 0,4 mg	1 × 0,4 mg/j
	Tamsunax® 0,4 mg	1 × 0,4 mg/j
Térazosine	Hytrin® BPH 1 mg/2 mg/5 mg comprimés	1 × 1-20 mg/j

Tableau 10.7 : α-bloquants.

Muscariniques (cholinergiques)

- Indication : résidu post-mictionnelle sans obstruction sous-vésicale (applicable uniquement en cas de fonction résiduelle du détrusor attestée sur le plan urodynamique)
- Mécanisme : effet tonifiant pour le détrusor
- Contre-indication : asthme, bradycardie, hypotension, trouble de conduction AV, iléus
- Effets indésirables : sudation accrue, bradycardie, hypotension, hypothermie

Principe actif	Dénomination commerciale	Posologie
Béthanéchol	Myocholine-Glenwood® 10 mg/ 25 mg comprimés	1-4 × 25-50 mg/j

Tableau 10.8 : Médicaments à action cholinergique.

Œstrogènes locaux

- Indication : incontinence d'effort post-ménopausique, syndrome urétral (= dysurie, pollakiurie, urètre douloureux sans infection aiguë attestée), dyspareunie, au décours d'une intervention vaginale pour faciliter la cicatrisation
- Action : renforcement de l'épithélium urogénital, amélioration de la florc vaginale et du pH.
- Contre-indication : cancer du sein ou de l'endomètre, risque thromboembolique accru
- Effets indésirables : démangeaisons locales, brûlures

Crèmes	
Blissel®	50 µg E3 dans 1,0 g de crème par application
Oestro-Gynaedron®	50 µg E3 dans 1,0 g de crème par application
Ovestin®	50 µg E3 dans 0,5 g de crème par application
Ovules / capsules / comprimés	
Ovestin® Ovule	50 µg E3 par ovule
Vagifem®	25 µg E3 par comprimé vaginal
Vagifem® 10 microgrammes	10 µg E2 par comprimé vaginal
Anneau vaginal	
Estring®	7,5 µg E2 par 24 h

Tableau 10.9 : Préparations pour œstrogénothérapie. **E3** = Estriol, **E2** = Estradiol.

10.4.3. Options thérapeutiques chirurgicales

Injections de toxine botulinique A

En cas de symptômes de rétention marqués et réfractaires au traitement consécutifs à une hyperactivité du détrusor attestée sur le plan urodynamique, les **injections de toxine botulinique** A dans le détrusor (☞ illustration 10.3) peuvent constituer une option thérapeutique dont la durée d'action est en moyenne de 6 à 9 mois. La réussite du traitement varie d'une personne à l'autre et cette approche peut entraîner une augmentation passagère du résidu post-mictionnel, nécessitant alors une dérivation urinaire par auto-sondage intermittent ou la pose d'un cathéter à demeure.

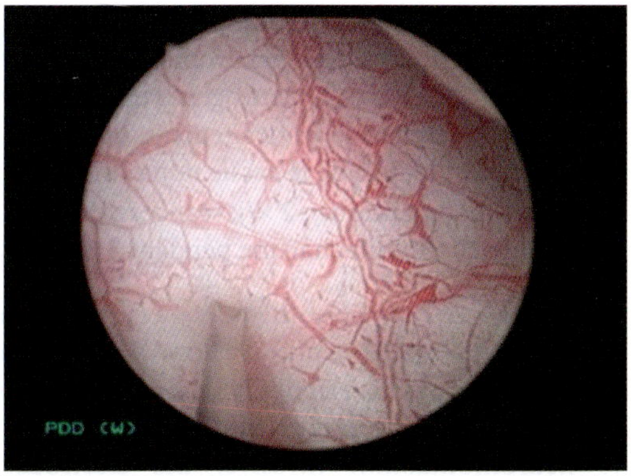

Illustration 10.3 : Injection de toxine botulinique A dans le détrusor (à proximité d'un ulcère vésical d'Hunner consécutif à une cystite interstitielle).

Agents de comblement

En cas d'incontinence d'effort, l'**injection paraurétrale** d'agents de comblement (tels que l'acide hyaluronique et le dextranomère) permet d'obtenir une amélioration de l'incontinence sur quelques mois à quelques années.

Soutènement sous-urétral

En cas d'incontinence d'effort, la pose chirurgicale de bandelettes est réalisée afin de rétablir la position anatomique de l'urètre. Chez les femmes, il s'agit de la mise en place d'une « ***tension-free vaginal tape*** » (TVT, illustration 10.4), qui peut être placée soit par voie rétro-pubienne soit par voie trans-obturatrice ; on parle alors de « ***transobturatoric tape*** » (TOT ou TVT-O). Aujourd'hui, la pose de bandelettes sous-urétrales est également de plus en plus courante chez les hommes souffrant d'incontinence d'effort. On parle alors de « *male-sling* » ou « soutènement sous-urétral », la bandelette étant placée autour de l'urètre bulbaire et fixée à l'os du bassin par une légère traction ou passée par voie trans-obturatrice ou sus-pubienne.

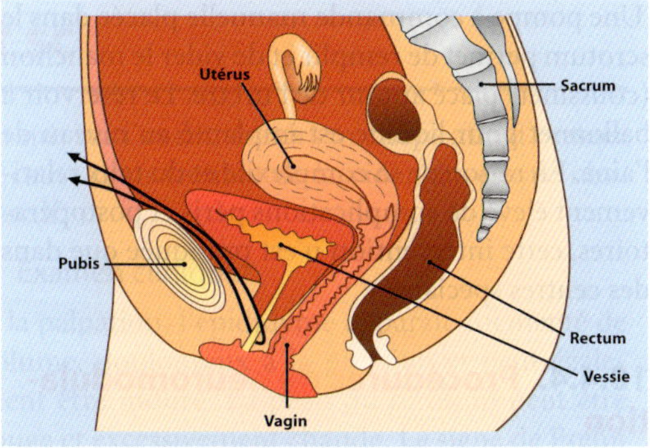

Illustration 10.4 : Localisation d'une TVT (*tension-free vaginal tape*).

Sacrocolpopexie

En cas de prolapsus et/ou de cystocèle, le vagin est fixé au promontoire sacré par un filet prothétique. Aujourd'hui, l'intervention est généralement réalisée par coelioscopie robot-assistée ; elle peut cependant être pratiquée également par voie vaginale. Le taux de récidive du prolapsus est le plus faible, mais dans 13 à 65 % des cas, une incontinence à l'effort se révèle en postopératoire alors qu'elle n'était pas apparente auparavant en raison d'une plicature de l'urètre ; c'est pourquoi une TVT est alors mise en place dans un second temps.

Sphincter urinaire artificiel

La pose d'un **sphincter urinaire artificiel** constitue le gold standard du traitement chirurgical d'une incontinence d'effort sévère (☞ illustration 10.5).

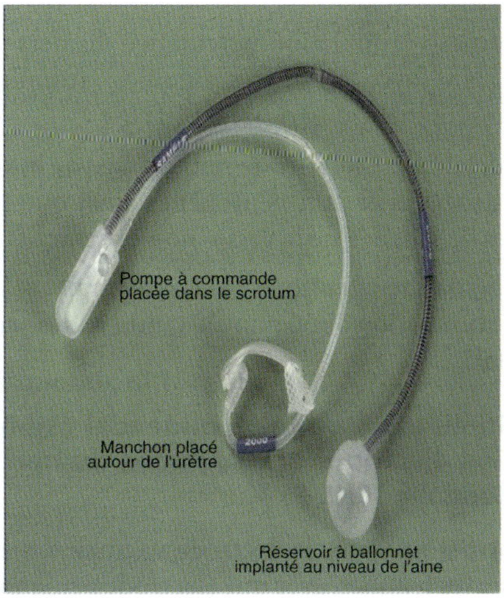

Illustration 10.5 : Sphincter urinaire artificiel.

Traitement

Antibiothérapie

L'antibiothérapie doit être instaurée immédiatement, avant même l'identification de l'agent pathogène, mais une culture d'urine préalable reste toutefois impérative. En cas de suspicion d'agents pathogènes de nature sexuellement transmissible, il convient d'instaurer en premier lieu un traitement de fluoroquinolones offrant une bonne sensibilité aux chlamydiae ou un traitement à la tétracycline. En cas de suspicion d'uropathogènes classiques, l'administration de fluoroquinolones est recommandée. Le tableau 11.1 donne un aperçu du traitement. En cas d'agents pathogènes de nature sexuellement transmissible, un traitement du partenaire est indispensable afin d'éviter les réinfections entre partenaires. Chez les femmes, une consultation gynécologique est également conseillée.

Agent pathogène présumé	Recommandation thérapeutique
Neisseria gonorrhoeae	Ceftriaxone 500 mg i.m. (dose unique) + Azithromycine 1 g p.o. (dose unique)
Chlamydia trachomatis	Doxycycline 100 mg 1-0-1 sur 10-14 jours (1re intention) Lévofloxacine 500 mg 1-0-0 sur 10-14 jours (2e intention)
Enterobacteriaceae (notamment *E. coli*)	Lévofloxacine 500 mg 1-0-0 sur 10-14 jours

Tableau 11.1 : Antibiothérapie en cas d'épididymite.

Traitement des symptômes

Les approches thérapeutiques conservatrices devraient comprendre le repos, une surélévation des testicules et un refroidissement intermittent du scrotum. Un traitement anti-inflammatoire par AINS doit également être administré pendant 7 à 10 jours.

Traitement chirurgical

En cas d'abcès, qui survient dans 10 à 20% des cas, une prise en charge chirurgicale s'impose sans délai. Outre l'incision de l'abcès, une épididymectomie ou une semi-castration peuvent être nécessaires.

S'il peut être démontré qu'un trouble de la vidange vésicale (p. ex. sténose urétrale, syndrome prostatique) est la cause de l'infection, un assainissement chirurgical doit ensuite être effectué.

Pronostic

En l'absence d'un traitement approprié, l'épididymite peut entraîner une occlusion permanente des canaux épididymaires avec infertilité consécutive. En outre, le taux de chronicisation s'élève à 15% avec développement d'une épididymite chronique.

11.1.2. Orchite

Etiologies

La forme d'orchite la plus fréquente est l'orchite ourlienne, qui se développe chez environ 20 à 30% des hommes post-pubères après une infection par les oreillons. La probabilité de survenue de cette maladie dépend du taux de vaccination de la population locale. L'infection des testicules se fait alors par voie hématogène.

En outre, une orchite peut se développer depuis une épididymite dans le sens d'une orchi-épididymite, mais aussi être la conséquence d'une infection systémique (tuberculose, syphilis, brucellose).

Symptômes

Les symptômes cliniques ressemblent à ceux de l'épididymite avec œdème, rougeur et échauffement du testicule.

Démarches diagnostiques

L'anamnèse doit évoquer une maladie ourlienne antérieure, qui se manifeste par une parotidite.

Le reste du bilan clinique, échographique et biologique se fait de manière analogue à celui d'une épididymite.

Traitement

Traitement ciblé contre l'agent pathogène

Si une orchite ourlienne est identifiée, un traitement par interféron alpha (1 million d'UI/jour, 3 × par jour) doit être administré pendant 7 jours.

En cas d'infection bactérienne, un traitement antibiotique ciblé contre l'agent pathogène doit être administré.

▶ Traitement symptomatique

Le traitement conservateur concomitant par anti-inflammatoires, surélévation et refroidissement des testicules est analogue au traitement de l'épididymite.

▶ Traitement chirurgical

Si l'évolution se complique par la formation d'un abcès, il faut procéder à une incision chirurgicale de ce dernier, voire à une semi-castration.

Pronostic

Dans environ 20% des cas, l'orchite ourlienne se présente sous la forme d'une orchite bilatérale avec risque d'atrophie testiculaire et trouble de la spermatogenèse (azoospermie).

11.1.3. Gangrène de Fournier (maladie de Fournier)

La maladie de Fournier est une gangrène d'évolution aiguë des fascias du périnée, du scrotum et du pénis et constitue une forme particulière de fasciite nécrosante.

Etiologies

Les facteurs de prédisposition de la gangrène de Fournier sont les infections anales ou urogénitales traitées de manière inadéquate, au même titre que les manipulations urogénitales, en réouvrant p. ex. manuellement des lésions cutanées superficielles. Elle peut également être causée par les soins de sonde à demeure ainsi qu'une opération urogénitale ou périnéale préalable. D'autres facteurs prédisposants sont un système immunitaire affaibli, par exemple dans le cadre d'une maladie systémique et un diabète.

Le spectre des agents pathogènes prend généralement la forme d'une infection mixte composée de germes anaérobies et aérobies producteurs de gaz. Le spectre polymicrobien se compose de *Staphylococcus aureus*, de streptocoques, de klebsielles, d'*E. coli* et de clostridies, qui peuvent provoquer une nécrose des tissus et une réaction inflammatoire systémique, voire une défaillance multiple des organes par sécrétion d'endotoxine.

Symptômes

Sur le plan clinique, on constate un gonflement aigu et progressif de la région génitale avec formation d'œdèmes, induration et douleurs locales. Des symptômes pathologiques plus généraux (fièvre, frissons, fatigue) sont également présents et peuvent évoluer rapidement vers une septicémie.

Des nécroses étendues peuvent se développer, rapidement, en à peine quelques heures.

Démarches diagnostiques

L'anamnèse ne permet souvent pas de retrouver la cause, car la porte d'entrée de l'agent pathogène est généralement liée à des microtraumatismes dont le patient ne se souvient pas. Le diagnostic est alors retardé jusque dans 40% des cas et dépend donc de la vigilance du médecin et de sa capacité à envisager une gangrène de fournier en cas de gonflement génital inexpliqué.

▶ Examen clinique

Le gonflement de la région génitale s'accompagne de petites zones nécrosées qui peuvent se propager rapidement. Les bactéries productrices de gaz peuvent donner une sensation de crépitement de la peau, tandis qu'à un stade avancé, un exsudat d'odeur putride peut se constituer.

▶ Imagerie

Il n'existe aucune indication d'imagerie, car le diagnostic clinique immédiat est décisif.

▶ Mise en évidence de l'agent pathogène

Un examen bactériologique doit être effectué en peropératoire par frottis ou biopsie tissulaire.

Traitement

▶ Chirurgical

Une excision immédiate et élargie des tissus nécrosés, en urgence, est une nécessité vitale. Une intervention chirurgicale retardée (plus de 24 heures après le diagnostic) est associée à une augmentation de la mortalité. Selon l'étendue des nécroses, il faut procéder à des débridements répétés sur une courte période. Une admission en soins intensifs est nécessaire en postopératoire. Selon l'étendue de l'excision tissulaire, une plastie des lésions peut être nécessaire par la suite, après la guérison.

▶ Antibiotiques

Une antibiothérapie parentérale immédiate et concomitante à large spectre est obligatoire.

Pronostic

En raison de la progression rapide de l'infection, la gangrène de Fournier affiche un taux de mortalité de 10% en l'absence de traitement immédiat.

11.2. Maladies des de l'enveloppe et des vaisseaux testiculaires

11.2.1. Varicocèle

La varicocèle est une anomalie vasculaire fréquente, qui peut être mise en évidence chez environ 12% des hommes adultes. Elle n'a pas de valeur pathologique per se, mais peut provoquer des symptômes variables en fonction de la sévérité. Une varicocèle peut ainsi entraver la spermatogenèse et est mise en évidence chez 25% des hommes présentant un spermogramme anormal.

Etiologies

La varicocèle primaire est fréquente et apparaît généralement du côté gauche (dans 80% des cas) ; elle est due à une insuffisance valvulaire de la veine testiculaire qui se jette selon un angle droit dans la veine rénale du côté gauche. Il en résulte une rétention du sang veineux qui se propage dans le plexus veineux pampiniforme du cordon spermatique sous le canal inguinal. Une augmentation de pression dans la veine rénale gauche par compression peut également entraîner une insuffisance valvulaire avec formation de varicocèles. Du côté droit, la veine testiculaire se jette directement dans la veine cave selon un angle anatomiquement plus favorable.

Une varicocèle secondaire ou symptomatique s'explique par un syndrome de la veine cave consécutif au développement d'une masse rétropéritonéale (p. ex. tumeur rénale, lymphome), à une rupture ou une thrombose du plexus pampiniforme. Elle peut survenir des deux côtés. L'apparition soudaine de symptômes évocateurs peut indiquer une varicocèle secondaire, surtout chez les hommes âgés.

Symptômes

Une sensation de lourdeur unilatérale du testicule avec gonflement croissant, surtout en position debout, est souvent rapportée.

Les symptômes suivants peuvent accompagner une varicocèle :

- Hypofertilité/infertilité,
- Hypogonadisme,
- Développement limité du testicule ipsilatéral.

Classification (OMS)

Grade	Caractéristique
Infra-clinique	Varicocèle détectable uniquement par échographie doppler, non visible ou palpable
1	Varicocèle uniquement palpable par manœuvre de Valsalva
2	Varicocèle palpable au repos, non visible
3	Varicocèle visible et palpable au repos

Démarches diagnostiques

Les symptômes susmentionnés doivent être saisis dans l'interrogatoire. Il faut notamment évoquer un désir d'enfant inassouvi. Afin de limiter les diagnostics différentiels, le début des symptômes est décisif, comme l'évolution lente ou rapide.

▶ Examen clinique

Selon la sévérité et le grade de la varicocèle, celle-ci peut être uniquement palpable ou également détectée à l'inspection (☞ illustration 11.1). La palpation des branches veineuses épaissies du plexus pampiniforme qui s'étendent vers la partie crâniale du testicule le long du cordon spermatique doit être effectuée. La palpation peut être douloureuse. Le patient est d'abord examiné en position debout ; les veines présentant une insuffisance se remplissent. En position couchée, ces mêmes veines se vident à nouveau en cas de varicocèle primaire. En cas de varicocèle secondaire, le remplissage veineux persiste en position couchée ; l'étiologie n'étant pas l'insuffisance veineuse, mais plutôt un obstacle à l'écoulement, p. ex. dans le cadre d'une maladie tumorale.

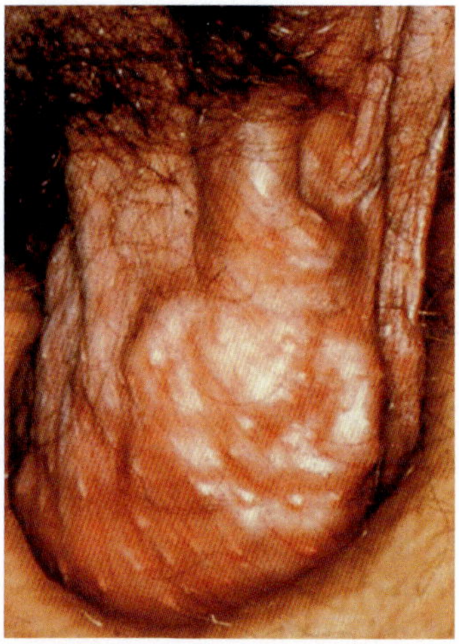

Illustration 11.1 : Varicocèle de grade III visible en position debout.

▶ Échographie

Le diagnostic est confirmé par échographie et doppler. La manœuvre de Valsalva permet ici de mettre en évidence une insuffisance veineuse avec remplissage veineux rétrograde dans le plexus pampiniforme (☞ illustration 11.2). Une varicocèle peut se présenter sous la forme d'une augmentation de la taille de certaines veines (>3,5 mm) ou par la formation d'un conglomérat veineux (☞ illustration 11.3).

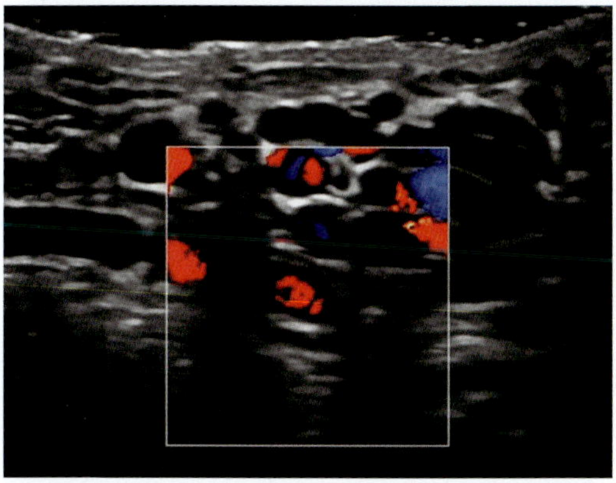

Illustration 11.2 : Mise en évidence d'une insuffisance veineuse par échographie et doppler.

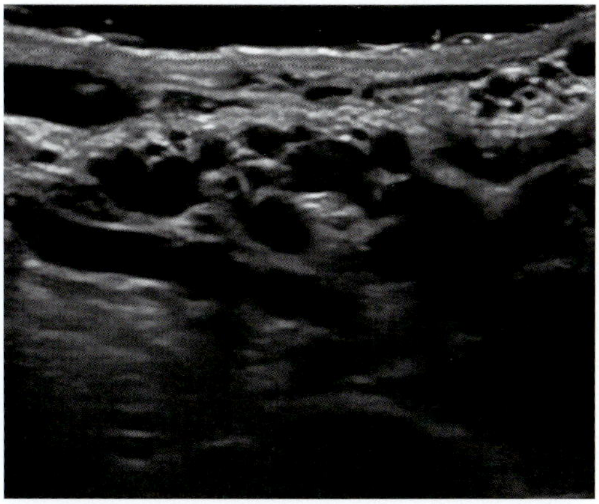

Illustration 11.3 : Mise en évidence d'un conglomérat veineux par échographie.

Il est important de procéder à une évaluation bilatérale, de même que celle du testicule, y compris de la structure du parenchyme et du volume du testicule. Un testicule ipsilatéral de petit volume (<12 ml) peut indiquer un trouble du développement testiculaire consécutif à la varicocèle. Parallèlement, il convient d'exclure les tumeurs du rein et du rétropéritoine comme cause d'une varicocèle secondaire.

▶ Analyse de fertilité et spermogramme

En cas de désir d'enfant inassouvi et de varicocèle avérée, il convient de réaliser une analyse de fertilité en dosant également l'hormone folliculostimulante (FSH), l'hormone lutéinisante (LH) et la testostérone. Des valeurs élevées de FSH indiquent un trouble de la spermatogenèse. Une augmentation de la LH est associée à un trouble de la synthèse de testostérone et est accompagnée d'une baisse du taux de testostérone total.

En cas de désir d'enfant inassouvi, il convient de réaliser un spermogramme préopératoire afin de mettre en évidence un trouble de la spermatogenèse. Une oligospermie (<15 millions de spermatozoïdes/ml), une asthénospermie (<32% de spermatozoïdes à mobilité progressive) ou une tératospermie (<4% de formes normales) peuvent être diagnostiquées dans un tel contexte.

Diagnostic différentiel

- Hernie inguinale
- Hydrocèle testiculaire
- Hydrocèle du cordon spermatique
- Torsion testiculaire

- Pathologie rétropéritonéale avec varicocèle secondaire

Traitement

Il existe de nombreuses approches thérapeutiques ; elles présentent toutes des risques généraux et spécifiques. Il n'est pas possible de formuler une recommandation globale, bien que la technique par microchirurgie soit devenue une technique essentielle en raison du faible risque de récidive. En raison de la prévalence élevée de varicocèles généralement asymptomatiques, il existe un risque de surtraitement, de sorte que l'indication chirurgicale doit être posée avec soin.

Le lien exact entre une baisse de la fertilité et une varicocèle reste inexpliqué. Des méta-analyses ont toutefois permis de montrer qu'un assainissement chirurgical entraînait une amélioration de la qualité du sperme.

Les indications thérapeutiques sont les suivantes :

- Varicocèle douloureuse,
- Varicocèle bilatérale,
- Désir d'enfant non assouvi avec spermogramme pathologique,
- Trouble de la spermatogenèse avec augmentation de l'hormone folliculo-stimulante (FSH) ou baisse de la testostéronémie,
- Varicocèle chez l'enfant avec atrophie testiculaire.

Absence d'indication pour le traitement de la varicocèle :

- Varicocèle asymptomatique avec spermogramme normal ou aspermie

Intervention chirurgicale supra-inguinale

- **Technique chirurgicale de Bernardi** : ici, on procède à une ligature des vaisseaux testiculaires en position rétropéritonéale, entre l'épine iliaque antérieure supérieure et la veine rénale.
- **Technique chirurgicale de Palomo** : section des vaisseaux testiculaires en position légèrement plus caudale que dans l'opération de Bernardi. La section sélective des veines (technique préservant les artères et les vaisseaux lymphatiques) réduit le taux d'hydrocèles, mais le taux de récidive est plus élevé.

Les interventions sont également réalisables par coelioscopie ou rétro-péritonéoscopie. Par rapport à une intervention ouverte, la coelioscopie n'offre toutefois aucun avantage clinique.

Procédures chirurgicales inguinales

- **Technique chirurgicale d'Ivanissevich** : une incision inguinale est pratiquée pour accéder au cordon spermatique et une ligature de nombreuses veines a lieu à hauteur de l'anneau inguinal interne ou en-dessous, à l'aide d'un microscope opératoire.
- **Embolisation rétrograde des varicocèles** : la veine testiculaire est sclérosée/embolisée en position rétrograde par angiographie via un accès trans-fémoral.
- **Embolisation antérograde des varicocèles (selon Tauber)** : après abord scrotal et libération d'une veine varicocèle ; un agent sclérosant est injecté.

Procédure micro-chirurgicale

Une incision dans la région scrotale haute ou inguinale expose le cordon spermatique. Le funiculus spermaticus est exposé sur une spatule, les veines testiculaires refluantes sont disséquées, ligaturées et sectionnées au microscope, en préservant les vaisseaux lymphatiques et les artères.

La ligature microchirurgicale des varicocèles constitue une technique chirurgicale mini-invasive dont la faible morbidité se distingue des autres approches thérapeutiques.

Complications

Le traitement par embolisation peut entraîner une réaction au produit de contraste, une épididymite, une perforation vasculaire ou une thrombophlébite. Il existe également un risque d'infarctus testiculaire (<1% des cas) dans le cadre de l'embolisation antérograde, aux décours d'une ponction artérielle inadéquate ou en cas d'extravasation du produit sclérosant.

Dans le cadre des procédures chirurgicales, un hématome scrotal, une lésion vasculaire artérielle avec atrophie testiculaire ou une hydrocèle testiculaire (environ 1% des cas de ligature sélective) peuvent se développer.

Le tableau 11.2 donne un aperçu du taux de récidive des différentes techniques.

Approche thérapeutique	Taux de récidive
Interventionnelle	
Embolisation antérograde	9%
Sclérose rétrograde	10%
Embolisation rétrograde	4-10%
Opératoire	
Accès inguinal	13%
Ligature haute	29%
Accès microchirurgical	0,8-4%
Accès coelioscopique	3-7%

Tableau 11.2 : Taux de récidive d'une sélection d'approches thérapeutiques.

11.2.2. Hydrocèle testiculaire

Etiologies

Au cours de la descente des testicules depuis la région intra-abdominale vers le scrotum, le testicule suit une excroissance du péritoine pariétal appelé processus péritonéo-vaginal. Celui-ci constitue d'abord un lien ouvert entre l'abdomen et le scrotum. En temps normal, on observe une oblitération des feuillets péritonéaux dans la région du cordon spermatique au plus tard pendant les premiers mois de vie. En l'absence d'oblitération, un lien intra-abdominal subsiste, de sorte qu'une hydrocèle peut se former. On parle alors d'une hydrocèle congénitale.

En cas d'hydrocèle acquise, les inflammations, les traumatismes, la torsion testiculaire ou les tumeurs entraînent en réaction une augmentation de la production de liquide péri-testiculaire avec formation d'hydrocèles à l'intérieur de la tunique vaginale du testicule.

Classification

Hydrocèle testiculaire
Accumulation de liquide entre les deux feuillets de la tunique vaginale du testicule (enveloppe externe du testicule).
Hydrocèle du cordon spermatique (funiculocèle)
Accumulation de liquide dans une ou plusieurs zone(s) non oblitérée(s) du processus péritonéo-vaginal
Hydrocèle communicante
Ouverture persistante du processus péritonéo-vaginal vers l'abdomen avec des quantités variables de liquide dans la région scrotale.

Symptômes

L'hydrocèle testiculaire est généralement asymptomatique. Une sensation de lourdeur et une gêne mécanique en position assise, à la marche et pendant une activité physique peuvent apparaître, mais uniquement en cas de forte augmentation de sa taille. On observe parfois des érosions cutanées superficielles irritantes de la face interne des cuisses des zones adjacentes.

Démarches diagnostiques

Dans l'anamnèse, il est souvent fait état d'un gonflement asymptomatique et progressif du scrotum. Lorsque sa taille augmente, on décrit fréquemment un « durcissement du testicule », car il apparaît particulièrement ferme à la palpation.

▶ Examen clinique

L'inspection révèle un gonflement génital unilatéral. A la palpation, on retrouve une consistance ferme et élastique, avec parfois également une induration de la région scrotale. La palpation est généralement indolore. Selon l'étendue des symptômes, il est possible que la palpation ne permette pas de distinguer le testicule de l'épididyme. L'hydrocèle peut s'étendre jusqu'au canal inguinal en direction crâniale.

▶ Échographie

L'échographie révèle une accumulation de liquide kystique péri-testiculaire hypoéchogène, anéchogène, dans la tunique vaginale du testicule (☞ illustration 11.4). L'hydrocèle peut être compartimentée et se composer de plusieurs cellules de liquide non communicantes. En cas d'hydrocèle inflammatoire ou traumatique, un cloisonnement ou une hémorragie (hématocèle) peut parfois être identifié. Il est essentiel d'évaluer le parenchyme du testicule et la perfusion testiculaire pour exclure les diagnostics différentiels.

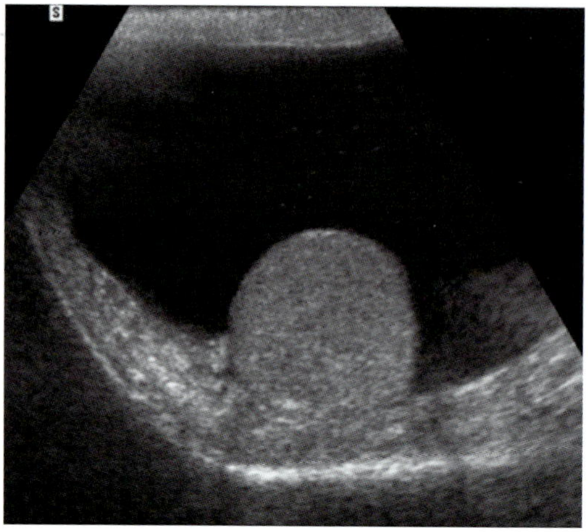

Illustration 11.4 : Testicule entouré d'une hydrocèle testiculaire.

Diagnostic différentiel

Spermatocèle
Parfois impossible à différencier sur le plan clinique et à la palpation. À l'échographie, mise en évidence d'une accumulation liquidienne dans la région de l'épididyme.
Tumeur testiculaire
Cliniquement, s'illustre également par une induration, avec généralement palpation de nodules. Structure hypoéchogène sans être anéchogène à l'échographie, avec hypervascularisation.
Épididymite
Épididyme hypertrophié, douloureux à la pression pendant la palpation, avec hyperthermie et rougeur scrotales. Épididyme hypertrophié et hypervascularisé à l'échographie.
Torsion testiculaire
Instauration aiguë avec douleur génitale fulgurante. Testicule douloureux à la pression pendant la palpation, avec gonflement et rétraction testiculaires. Mise en évidence d'une hypoperfusion à l'échographie.
Hernie inguino-scrotale
Contenu du sac herniaire souple et mobile à la palpation, avec bruits intestinaux intra-scrotaux à l'auscultation. Mise en évidence échographique d'anses intestinales.

Traitement

Conservateur

Il n'existe aucune indication thérapeutique en l'absence de symptômes. Il est possible d'attendre l'évolution spontanée avec planification d'une intervention chirurgicale qu'en cas d'augmentation de volume gênant le patient ou de symptômes. Il ne faut pas s'attendre à une régression spontanée. Une ponction de l'hydrocèle n'est pas recommandée, l'amélioration n'étant que temporaire avec de plus, un risque élevé de récidives et d'infections.

Chirurgical

L'objectif de l'opération est de créer une communication entre la tunique vaginale du testicule et le tissu sous-cutané scrotal, de sorte qu'une sécrétion péritonéale persistante de liquide au niveau du tissu sous-cutané puisse être résorbée sans se cloisonner dans l'enveloppe testiculaire. L'abord chirurgical est en général scrotal en vue de la résection d'une hydrocèle. En cas de suspicion de tumeur testiculaire concomitante, il convient de choisir un accès inguinal.

- **Résection de l'hydrocèle selon van Bergmann :** une résection complète de la paroi de l'hydrocèle, suivie d'une suture en surjet des bords de la résection.
- **Résection de l'hydrocèle selon Winkelmann :** en cas de petites hydrocèles, on peut renoncer à la résection de la paroi de l'hydrocèle et se contenter de pratiquer une plicature de celle-ci en arrière de l'épididyme, avec suture des deux feuillets.
- **Épididymectomie :** pour minimiser le risque de récidives, surtout chez les patients plus âgés ayant achevé leur planification familiale, une résection simultanée de l'épididyme ipsilatéral et de l'hydrocèle peut être proposée.

11.2.3. Spermatocèle

Etiologies

Les spermatocèles affichent une fréquence de 1 à 7%. Une spermatocèle est un élargissement kystique des voies séminales. Elle se caractérise généralement par une dilatation d'une artériole efférente et résulte plus rarement d'une dilatation des annexes du testicule ou de l'épididyme.

Symptômes

Une spermatocèle est habituellement asymptomatique. En cas d'augmentation de la taille, une sensation de tension scrotale ou une irritation mécanique de la peau du scrotum peut apparaître.

Démarches diagnostiques

Examen clinique

On observe un gonflement indolore, ferme, élastique, parfois accompagné d'une induration, généralement dans la région de l'épididyme. Ce gonflement ne permet pas la palpation isolée de l'épididyme. Il s'agit fréquemment d'une découverte fortuite dans le cadre de l'examen d'un tuméfaction génitale nodulaire, qui fait souvent penser initialement à une tumeur testiculaire.

Échographie

L'échographie révèle une structure kystique, hypoéchogène, anéchogène dans la région de l'épididyme (illustration 11.5). Une spermatocèle peut se présenter sous la forme d'un kyste unique ou cloisonné. À l'échographie, il est important de procéder à une évaluation de l'épididyme pour exclure une épididymite et à une évaluation du parenchyme testiculaire pour exclure une tumeur du testicule.

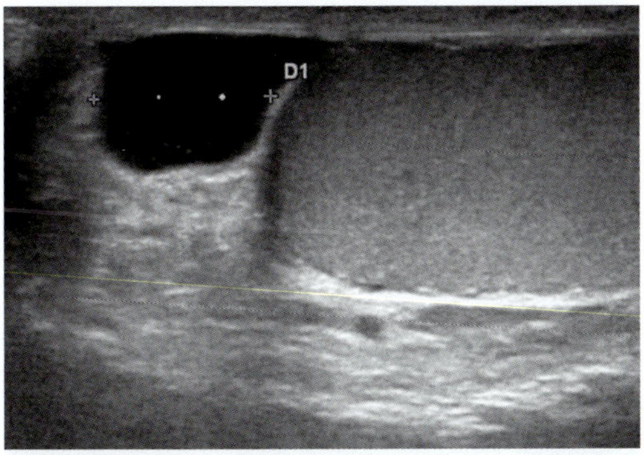

Illustration 11.5 : Spermatocèle dans la région de l'épididyme avec testicule adjacent.

Traitement

Conservateur

Une spermatocèle asymptomatique ne nécessite pas de traitement. Une ponction diagnostique ou un contrôle de l'évolution ne sont pas indiqués.

Chirurgical

En cas de spermatocèle symptomatique, si des volumes importants sont mis en évidence ou en l'absence de distinction claire par rapport à une tumeur solide, on procède à une résection de la spermatocèle. Dans ce cas, le patient doit être informé d'une détérioration postopératoire de la qualité de l'éjaculat jusque dans 50% des cas, ce qui est particulièrement important chez les jeunes hommes qui souhaitent encore avoir des enfants. Selon l'étendue de la spermatocèle, une épididymectomie ipsilatérale peut être nécessaire.

11.3. Tumeur testiculaire

Épidémiologie

La tumeur testiculaire est une tumeur globalement rare, qui représente seulement 1% de toutes les tumeurs et 5% des tumeurs urologiques. L'incidence est de 3-10/100 000 hommes. Dans la grande majorité des cas, la tumeur testiculaire est unilatérale, mais elle peut aussi être bilatérale dès le diagnostic initial dans 1 à 2% des cas. La survenue des tumeurs testiculaires laisse apparaître deux pics de fréquences. Le premier pic se situe chez les jeunes adultes, entre 20 et 30 ans, avec des tumeurs testiculaires non séminomateuses ou séminomateuses. Le deuxième pic se situe entre 40 et 50 ans, avec majoritairement des séminomes.

Facteurs de risque

Le principal facteur de risque de développer une tumeur testiculaire, avec un risque 30 fois plus élevé, est une tumeur testiculaire déjà manifeste du testicule controlatéral. On comprend alors la nécessité d'un suivi à vie. Une prédisposition génétique avec des antécédents familiaux de tumeurs testiculaires constitue également un facteur de risque important – le risque est 11 fois plus élevé en cas de tumeur testiculaire détectée chez un frère. En cas de troubles de la descente testiculaire (maldescensus testis) ou d'absence de testicule au niveau scrotal (cryptorchidie), le risque est également multiplié par 4 à 8. Chez les hommes présentant un syndrome de Klinefelter (47, XXY), le risque de développer une tumeur testiculaire est de 25 à 40%. D'autres facteurs de risque sont l'infertilité (risque 1/200), l'hypospadias et un volume testiculaire <12 ml.

Symptômes

Les tumeurs testiculaires ne s'accompagnent généralement d'aucun symptôme. Elles sont souvent découvertes par hasard lors d'une autopalpation ou dans le cadre d bilan d'une tuméfaction testiculaire inexpliquée. En cas d'augmentation de la taille, un tiraillement peut être ressenti dans la région des testicules. À un stade avancé, des douleurs abdominales, des douleurs dorsales et des symptômes généraux (symptômes B) d'étiologie indéterminée peuvent apparaître.

Classification

Classification des pathologies selon l'OMS
Tumeurs des cellules germinales (90%)
• Tumeurs non séminomateuses (60%) - Carcinome embryonnaire - Tumeur du sac vitellin - Tératome - Carcinome du chorion - *Intratubular germ cell neoplasie, unclassified type* (IGUN) • Séminomes (40%) • Tumeurs germinales extra-gonadiques (5%)
Tumeurs non germinales (10%)
• Tumeurs à cellules de Leydig • Tumeurs à cellules de Sertoli • Tumeurs à cellules de la granulosa

Démarches diagnostiques

Anamnèse

À l'interrogatoire, une attention particulière doit être accordée aux antécédents de cryptorchidie, maldescensus testis, infertilité et aux antécédents familiaux de tumeurs testiculaires. Typiquement, on rapporte souvent une « modification testiculaire » déjà ancienne, consécutive à un supposé traumatisme passé. Dans 10% des cas, le diagnostic s'en trouve alors retardé.

Examen clinique

La palpation révèle en règle générale une induration nodulaire et non douloureuse de tout ou d'une partie du testicule. Il est indispensable de palper le testicule controlatéral et les ganglions lymphatiques sus-claviculaires. Il convient également de rechercher une gynécomastie.

Examens biologiques

Les marqueurs tumoraux testiculaires figurent dans le tableau 11.3. Une série de mesures est ici essentielle : après le premier dosage des marqueurs, de nouveaux contrôles postopératoires des marqueurs tumoraux doivent être effectués tous les 5 à 7 jours selon la demi-vie, jusqu'à normalisation.

Alpha-fœtoprotéine (AFP)
• Demi-vie de 5 à 7 jours • Dosage en cas de - carcinome embryonnaire - carcinome du sac vitellin • Toujours normale en cas de séminome
Hormone chorionique gonadotrope (β-HCG)
• Demi-vie de 2 à 3 jours • Mise en évidence dans le - séminome - carcinome embryonnaire - carcinome du chorion
Lactate déshydrogénase (LDH)
• Non spécifique • Corrélée à la masse tumorale • Élevée dans 80% des cas de tumeur avancée

Tableau 11.3 : Marqueurs de tumeur testiculaire.

Échographie

Une évaluation échographique des organes génitaux doit être effectuée dans le cadre du bilan initial. Une tumeur testiculaire apparait sous forme d'une masse hypoéchogène, hétérogène avec une perfusion accrue (☞ illustration 11.6). De même, la taille et la structure parenchymateuse du testicule controlatéral doivent également être évaluées.

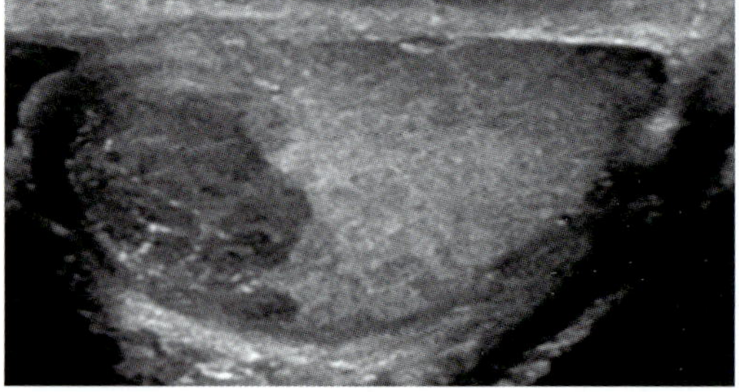

Illustration 11.6 : Mise en évidence d'une tumeur testiculaire par échographie.

▶ Stadification radiologique

Les recommandations en termes de stadification tumorale figurent dans le tableau 11.4. Les explorations radiologiques permettent de mettre en évidence les ganglions lymphatiques rétropéritonéaux et médiastinaux, ainsi que les métastases viscérales.

Procédure	Indication
Scanner thoracique / abdominal / pelvien	Tous les patients
Scanner / IRM cérébral(e)	En cas de symptômes, de métastases multiples, y compris métastases pulmonaires et taux élevés de hCG
Scintigraphie osseuse	En cas de symptômes
IRM du rachis	En cas de symptômes

Tableau 11.4 : Type d'imagerie en vue de la stadification.

▶ Biopsie du testicule controlatéral

Une biopsie du testicule controlatéral est recommandée en présence des facteurs de risque suivants :

- volume testiculaire <12 ml,
- cryptorchidie,
- trouble de la spermatogenèse,
- âge du patient <40 ans.

En présence de ces facteurs de risque, une néoplasie intra-épithéliale (TIN) du testicule controlatéral peut être mise en évidence dans 9% des cas, dont 50 % peuvent évoluer vers une tumeur testiculaire manifeste dans les 5 ans.

▶ Prélèvement préopératoire de sperme

Pour ne pas entraver la capacité de procréation en cas de désir d'enfant, il est possible de procéder à un prélèvement préopératoire de sperme suivi d'une cryoconservation. La présence d'une maladie infectieuse (VIH, hépatite B et C) doit être exclue au travers de tests préalables.

■ Classification TNM

Le Tableau 11.5 décrit la propagation de la maladie sur le site de la tumeur primaire (stade T), dans les ganglions lymphatiques (stade N) et par des métastases à distance (stade M). En complément du stade TNM, une classification par stades I-III selon l'*American Joint Committee on Cancer* (AJCC) a été effectuée en tenant compte également des marqueurs tumoraux sériques (☞ tableau 11.6). Cette classification a une signification thérapeutique et pronostique.

T	Tumeur primaire		
Tis	Néoplasie intra-tubulaire des cellules germinales (IGUN ou TIN)		
T1	Tumeur limitée au testicule et à l'épididyme, infiltration tout au plus de l'albuginée Pas d'invasion vasculaire/lymphatique		
T2	Tumeur limitée au testicule et à l'épididyme, infiltration tout au plus de la vaginale Invasion vasculaire/lymphatique		
T3	Tumeur infiltrant le cordon spermatique (avec ou sans invasion vasculaire/lymphatique)		
T4	Tumeur infiltrant le scrotum		
N	Ganglions lymphatiques régionaux		
N0	Pas de métastases dans les ganglions lymphatiques		
N1	Métastase ganglionnaire de taille <2 cm		
N2	Métastase ganglionnaire de taille 2-5 cm		
N3	Métastase ganglionnaire de taille >5 cm		
M	Métastases à distance		
M0	Pas de métastases à distance		
M1	Métastases à distance M1a : métastases non régionales dans les ganglions lymphatiques ou les poumons M1b : toutes les autres localisations		
S	Marqueur tumoral sérique		
	LDH (U/l)	hCG (mUI/ml)	AFP (ng/ml)
S1	<1,5 x N	<5000	<1000
S2	1,5-10 x N	5000-50 000	1000-10 000
S3	>10 x N	>50 000	>10 000

Tableau 11.5 : Classification TNM.

Stade	T	N	M	S
I	pT1-4	N0	M0	S0
II A/B	tout T	N1-2	M0	S0-1
II C	tout T	N3	M0	S0-1
III	tout T	tout N	M1	S0-3

Tableau 11.6 : Stades cliniques simplifiés selon l'AJCC.

Traitement

Semi-castration

Le traitement de choix consiste en une prise en charge chirurgicale aussi rapide que possible avec dissection testiculaire par un accès inguinal sous anesthésie générale, puis semi-castration (☞ illustration 11.7). En fonction des facteurs de risque (bilan diagnostique, biopsie du testicule controlatéral), une biopsie du testicule opposé est réalisée. En principe, il est possible de poser simultanément une prothèse testiculaire si le patient le souhaite, cette intervention pouvant également être effectuée en deux temps. Cette dernière procédure présente l'avantage de présenter un faible risque infectieux.

Dans certains cas, outre la semi-castration, un traitement de conservation testiculaire avec simple résection de la tumeur est possible ; cette approche peut être réalisée en présence des facteurs suivants : tumeurs testiculaires bilatérales synchrones, tumeur du testicule controlatéral métachrone, tumeur dans un seul testicule avec taux de testostérone normal, volume de la tumeur <30%. L'objectif est de préserver la production de testostérone. En cas de traitement avec conservation du testicule, une radiothérapie postopératoire du testicule résiduel est obligatoire.

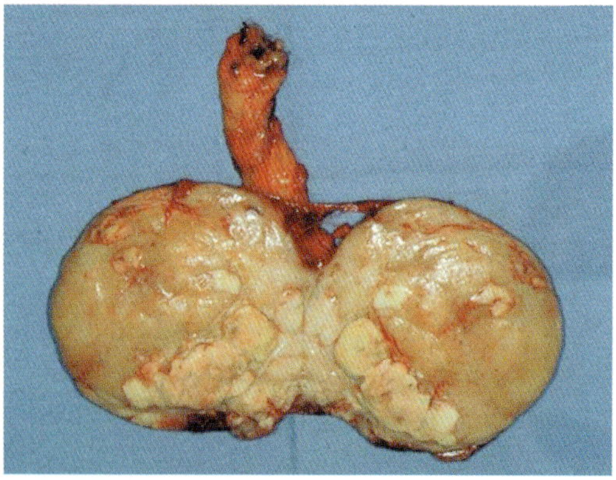

Illustration 11.7 : Vue macroscopique d'un cancer du testicule (séminome).

Chimiothérapie primaire

En cas de métastases mettant en jeu le pronostic vital, par exemple en raison de ganglions lymphatiques médiastinaux ou d'une tumeur primaire médiastinale comprimant la trachée, une chimiothérapie primaire est indiquée avec semi-castration chirurgicale ultérieure.

Traitement en fonction du stade au décours de la semi-castration

- **Séminome** : en cas de mise en évidence histologique d'un séminome sans métastases lymphatiques ou à distance (stade I), une chimiothérapie adjuvante à base de carboplatine est recommandée afin de réduire le risque de récidive et en présence des facteurs de risque suivants : taille de la tumeur >4 cm, infiltration du rete testis. En l'absence de facteurs de risque, une surveillance régulière (« *active surveillance* ») est recommandée.
  En cas de séminome avec métastases ganglionnaires (stade II), il convient de procéder soit à une chimiothérapie selon le protocole BEP (3 cycles de bléomycine, étoposide, cisplatine), soit à une radiothérapie des ganglions lymphatiques. En cas de tumeur résiduelle >3 cm, une radiothérapie ou une chimiothérapie de sauvetage ou une lymphadénectomie rétropéritonéale (RPLND) peuvent être pratiquée en cas d'hyperfixation du produit de contraste au PET scan.
  En cas de métastases lymphatiques marquées (stade II C) ou de métastases à distance (stade III), 3 à 4 cycles de chimiothérapie selon le protocole BEP sont recommandés.
- **Tumeurs non séminomateuses** : pour les tumeurs testiculaires non séminomateuses de stade I, une chimiothérapie adjuvante avec 1 à 2 cycles de BEP doit être discutée avec le patient en présence des facteurs de risque suivants : invasion vasculaire/lymphatique, proportion de carcinome embryonnaire >50%. Le risque de récidives peut alors être limité à 1-2%. En l'absence de facteurs de risque, une « active surveillance » est recommandée.
  Si des métastases lymphatiques sont identifiées (stade II), il convient d'effectuer 3 cycles de chimiothérapie BEP. Si une tumeur résiduelle >1 cm est mise en évidence, une lymphadénectomie rétropéritonéale (RPLND) doit être effectuée.
  En cas de métastases lymphatiques marquées (stade II C) ou de métastases à distance (stade III), 3 à 4 cycles de chimiothérapie sont recommandés selon le protocole BEP, comme pour un séminome.

Pronostic

Le traitement des tumeurs des testicules est globalement très simple et, par rapport à de nombreuses autres tumeurs malignes, une guérison est possible même à un stade avancé avec des métastases lymphatiques ou à distance. Ainsi, la survie spécifique au cancer dans un contexte de séminome non métastasé est de 97-100% et la survie globale en cas de tumeur non séminomateuse sans métastases atteint 99%. En cas de métastases lymphatiques modérées (N1-2), on évalue la survie globale à 98% après chimiothérapie. Si de nombreuses métastases lymphatiques (N3) ou à distance sont observées, le risque se répartit en un groupe au pronostic favorable (survie à 5 ans env. 90%), un groupe de pronostic intermédiaire (survie à 5 ans env. 75%) et un groupe de pronostic défavorable (survie à 5 ans env. 50%).

Suivi des patients

Après une tumeur testiculaire, tous les patients doivent faire l'objet d'un suivi à vie. Les récidives les plus fréquentes surviennent dans les deux ans, le suivi est à ce titre plus étroit pendant cette période. Les séminomes présentent un taux de récidive de 1 à 20%, les tumeurs non séminomateuses de 30% (dont 80% au cours de la première année suivant le diagnostic initial). En complément de l'examen clinique avec palpation du testicule controlatéral, une échographie de ce dernier et un contrôle des marqueurs tumoraux sont effectués. Par ailleurs, un contrôle radiologique de l'abdomen et du thorax à intervalles réguliers est recommandé. La fréquence et l'intensité des contrôles dépendent de la classification histologique de la tumeur et du profil de risque.

11.4. Urgences

11.4.1. Torsion testiculaire

L'incidence de la torsion testiculaire est d'environ 25/100 000, avec un premier pic chez les jeunes enfants et un deuxième à l'adolescence.

Etiologies

Une torsion testiculaire peut survenir à la contraction du crémaster, après une manipulation ou à la suite d'un traumatisme. Un déplacement artériel peut être à l'origine d'un infarctus ischémique, une interruption de l'écoulement veineux conduisant à un infarcissement hémorragique.

On considère que la cause de la torsion intravaginale réside dans une mobilité prononcée des testicules et de l'épididyme à l'intérieur de la tunique vaginale du testicule. Une torsion extravaginale s'explique principalement par une absence de fixation du pôle caudal du testicule sur le gubernaculum testis.

Classification

Torsion intravaginale
Torsion du testicule et de l'épididyme autour du cordon spermatique à l'intérieur de la tunique vaginale du testicule. Forme la plus fréquente.
Torsion extravaginale
Torsion du testicule, de l'épididyme et de la tunique vaginale autour du cordon spermatique.
Torsion du mésorchium
Torsion isolée du testicule autour du mésorchium.

Symptômes

Une torsion du testicule se caractérise par une douleur aiguë et soudaine (« douleur extrême ») dans la région génitale, dans le sens d'une inflammation aiguë du scrotum. Les symptômes peuvent survenir au repos, après un mouvement brusque (p. ex. pendant le sport) ou à la suite d'un traumatisme. Ils s'accompagnent fréquemment de symptômes végétatifs tels que nausées et vomissements, un syndrome vagal pouvant également survenir.

Chez les enfants en bas âge, les symptômes principaux sont des douleurs abdominales, le refus de s'alimenter, des vomissements et une agitation motrice.

Démarches diagnostiques

A l'interrogatoire, le patient rapport un événement douloureux, aigu, d'une région unilatérale du scrotum ainsi que les symptômes décrits ci-dessus.

▶ Examen clinique

L'examen debout met en évidence une rétraction testiculaire ipsilatérale avec parfois un testicule en position transversale dans le scrotum. L'examen est généralement douloureux. Le signe de Prehn est négatif, on ne note aucune diminution de la douleur au soulèvement du testicule. Le testicule peut être tuméfié, généralement sans échauffement ni rougeur.

▶ Échographie

La perfusion testiculaire doit être évaluée en urgence par échographie duplex et doppler. En situation aiguë, il est possible de mettre en évidence une hypoperfusion par rapport au testicule controlatéral. En cas de sub-torsion, la perfusion testiculaire peut paraitre normale. Une atteinte parenchymateuse du tissu testiculaire n'apparaît qu'en cas de torsion testiculaire prolongée de plus de 4 heures. La torsion peut parfois être observée le long du cordon spermatique.

Par principe, il convient de ne pas retarder le traitement en cas d'incertitude sur le diagnostic, au risque de nécrose testiculaire.

Diagnostic différentiel

Épididymite
Apparition progressive sur plusieurs jours. Épididyme hypertrophié, douloureux à la palpation, avec hyperthermie et rougeur scrotales. Augmentation de volume et de perfusion de l'épididyme à l'échographie.
Torsion d'hydatide (hydatide de Morgagni)
Apparition brutale. Absence de rétraction testiculaire à la palpation. Perfusion testiculaire intacte à l'échographie avec identification de l'hydatide.
Hernie inguinale incarcérée
Apparition brutale avec tuméfaction douloureuse dans la région inguinale et/ou scrotale. Douleurs à la palpation de l'aine avec mise en évidence à l'échographie d'un sac herniaire avec contenu herniaire.
Tumeur testiculaire
Apparition progressive sur plusieurs semaines ou mois sous forme d'une induration/tuméfaction nodulaire asymptomatique du testicule. Structure hypoéchogène à l'échographie, anéchogène, avec hypervascularisation

Traitement

En cas de torsion testiculaire suspectée ou impossible à exclure avec certitude sur le plan clinique ou par échographie, une mise à nu du testicule s'impose. Cette approche est justifiée par le fait qu'une lésion irréversible de l'épithélium séminifère est constatée après une ischémie de plus de 4 à 6 heures.

▶ Conservateur

En urgence, un urologue expérimenté peut tenter, en préopératoire, de repositionner manuellement le testicule. Pour ce faire, le testicule concerné doit toujours être tourné en direction latérale (remarque : « mouvement de rotation comme à l'ouverture d'un livre »), car la torsion se produit généralement en direction médiale.

▶ Chirurgical

L'objectif est de libérer le testicule et de le repositionner le plus rapidement possible (☞ illustration 11.8). Après le repositionnement, la vitalité et la reperfusion du testicule doivent être contrôlées pendant plusieurs minutes dans un bain d'eau chaude. Si la vitalité du testicule est attestée, il est suturé par trois points de suture simple à points séparés entre l'albuginée, la tunique vaginale et le dartos. Parallèlement, une orchidopexie prophylactique du testicule controlatéral doit être réalisée. Cette dernière étape peut également être effectuée dans un second temps, au cours d'une deuxième intervention, si une tuméfaction prononcée ou des atteintes inflammatoires secondaires sont observées durant l'intervention. Si la reperfusion est insuffisante ou si le testicule est nécrosé (☞ illustration 11.9), on procède à une orchidectomie.

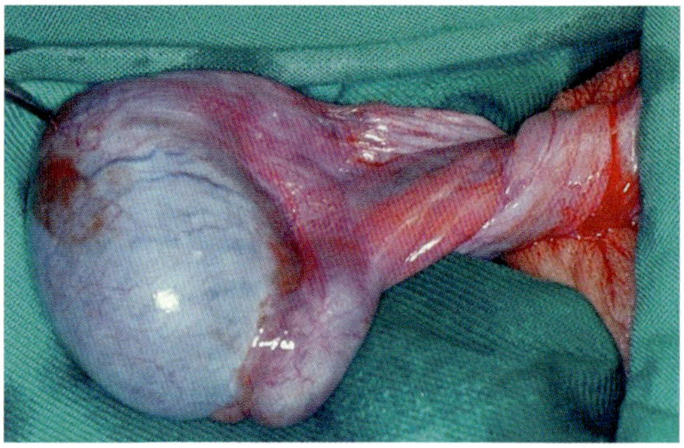

Illustration 11.8 : Torsion extra-vaginale autour du cordon spermatique.

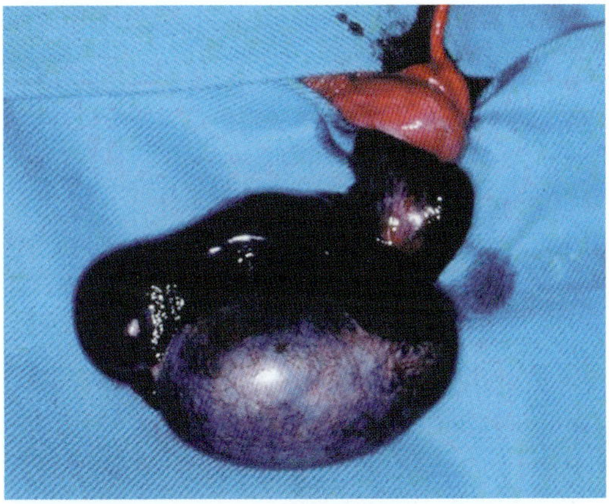

Illustration 11.9 : Cliché intra-opératoire d'un testicule nécrosé après torsion.

Pronostic

En fonction du degré de torsion, le taux de conservation des testicules est de 80 à 100% après une torsion de moins de 5 heures, de 70% après 6 à 12 heures et de seulement 20% après plus de 12 heures.

Bibliographie

Chez l'auteur

12. Impuissance et infertilité

L'impuissance masculine comprend une série de différents troubles de la fonction sexuelle ; le terme est cependant souvent employé comme synonyme de l'*Impotentiacoeundi*, l'incapacité à avoir des relations sexuelles de manière physiologique. Chez l'homme, elle relève généralement d'un trouble de l'érection (dysfonction érectile, DE) ou de troubles de l'éjaculation (éjaculation précoce, EP), mais peut également avoir d'autres étiologies, comme p. ex. des malformations de l'appareil génital externe. On distinguera l'*Impotentia coeundi* de l'*Impotentia concupiscentiae*, qui qualifie le manque de désir à l'acte sexuel (manque de libido) et de l'*Impotentia generandi*, qui désigne l'incapacité de reproduction chez l'homme (infertilité). Tandis que la première partie de ce chapitre abordera les troubles les plus fréquents de la fonction sexuelle chez l'homme (dysfonction érectile et éjaculation précoce), la seconde se concentrera sur l'infertilité masculine.

12.1. Impotentia coeundi

12.1.1. Dysfonction érectile

12.1.1.1. Définition / symptômes

La dysfonction érectile a été définie en 1993 dans le cadre d'une conférence de consensus, selon les termes suivants : « *dès lors qu'une érection suffisante ne peut être atteinte et maintenue pour un rapport sexuel satisfaisant, ce de façon durable (>6 mois)* ».

Cette définition tient compte d'une part de la souffrance des patients et exclut d'autre part des troubles purement épisodiques ou situationnels. Dans les cas classiques, les personnes concernées ne parviennent pas à une érection suffisante du pénis malgré une libido toujours présente. La perte de rigidité peut être d'intensité variable, jusqu'à une la totale. On distingue les troubles de l'érection primaires (présents depuis toujours) des troubles secondaires (acquis).

12.1.1.2. Démarches diagnostiques de base

Le bilan de base comprend toujours un interrogatoire complet, un examen clinique avec le cas échéant, une échographie et des analyses biologiques.

Anamnèse et examen clinique

▶ Anamnèse sexuelle

- DE primaire ou secondaire
- Type et durée de la DE
- Instauration soudaine ou progressive de la DE

Autres troubles de la fonction sexuelle :

- Perte de libido
- Troubles de l'éjaculation
- Relations sexuelles possibles, fréquence ?
- Érections matinales et nocturnes
- DE à la masturbation
- Niveau d'érection maximal (E0-5, classification de Bähren, ☞ tableau 12.1)
- DE selon partenaire
- Douleurs à l'érection
- Traumatisme au niveau des organes génitaux
- Déformation du pénis
- Traitements tentés jusqu'à présent

Niveaux d'érection selon Bähren
• E0 = aucune érection
• E1 = tumescence limitée, absence de rigidité
• E2 = tumescence moyenne, absence de rigidité
• E3 = tumescence complète, absence de rigidité
• E4 = tumescence complète, rigidité moyenne
• E5 = tumescence complète, rigidité complète

Tableau 12.1 : Niveaux d'érection (selon Bähren).

▶ Anamnèse générale

- Maladies métaboliques : diabète de type II, troubles du métabolisme lipidique, syndrome métabolique
- Maladies cardiovasculaires : coronaropathies, artériopathie périphérique oblitérante, hypertension artérielle
- Troubles endocriniens
- Prise de médicaments
- Consommation de nicotine, d'alcool et de drogues
- Opérations, traumatismes dans la région de l'abdomen, du pelvis, des organes génitaux externes ou de la colonne vertébrale

- Maladies neurologiques ou psychiatriques
- Antécédents urologiques, notamment d'ordre infectieux : prostatites, urétrites
- Maladies sexuellement transmissibles
- Poids, activité physique / sport
- Situation professionnelle, familiale, situation de stress particulière

L'anamnèse permet d'évaluer le type, l'étendue et les circonstances de la DE. Il est ainsi possible de déterminer l'étiologie de la DEla plus probable (vasculaire, neurogène, traumatique, médicamenteuse ou psychogène).

En complément de l'anamnèse, des questionnaires standardisés tel que le score IIEF *(International Index of Erectile Dysfunction)*ou le score *Erection Hardness* (EH), peuvent être utilisés à intervalles réguliers pour documenter le traitement.

1	DE sévère IIEF 1-10	Le pénis augmente en taille, mais n'est pas rigide
2	DE modérée IIEF 11-21	Le pénis est rigide, mais insuffisamment pour la pénétration
3	DE légère IIEF 22-25	Le pénis n'est pas entièrement rigide, mais suffisamment pour la pénétration
4	Absence de DE IIEF 26-30	Le pénis est complètement rigide et érigé

Tableau 12.2: Score EHS selon Mulhall JP et al., 2007.

Examen clinique

Examen général

- Taille, poids, étendue des caractères sexuels secondaires, gynécomastie, signes de maladies cardiovasculaires ou pulmonaires, signes de troubles du métabolisme (ictère, etc.), tension artérielle et pouls

Examen urologique

- Pénis : atteintes cutanées, inflammations, lésions, phimosis, sténose du méat, indurations des corps caverneux, hypo- ou épispadias, écoulement urétral, douleur à la pression urétrale
- Testicules/épididymes : position, taille, douleur à la palpation, inflammations, indurations
- Prostate : taille, douleur à la palpation, indurations

Examens neurologiques :

- examen neurologique d'orientation en cas de suspicion clinique
- Réflexes des membres inférieurs : réflexe achilléen, rotulien, crémastérien, bulbo-caverneux
- Troubles de la sensibilité, paresthésies des mains et des pieds, limitation de la sensation vibratoire indiquant une polyneuropathie

Échographie

- Pénis : formation de plaques, asymétries des corps caverneux
- En cas d'anomalie clinique, échographie des organes urologiques concernés, le cas échéant

Examens biologiques

- Formule numération sanguine
- Sodium, potassium
- Fonction rénale : créatinine, urée
- Fonction hépatique : GOT, GPT, gamma-GT
- Glycémie à jeun, HbA1c, cycle glycémiqueévtl.
- Cholestérol, triglycérides, LDL, HDL
- Testostérone, SHBG, le cas échéant prolactine, LH, FSH, TSH
- Le cas échéant PSA

Après ce diagnostic de base, les résultats anormaux et les facteurs de risque sont discutés et examinés plus en détail, et des recommandations sont formulées pour minimiser les risques. Il s'agit notamment de conseils pour une perte de poids, de l'optimisation du contrôle du diabète, d'un sevrage nicotinique, de la pratique d'une activité physique suffisante et de la réalisation d'examens complémentaires en médecine interne, notamment en cas de problèmes cardiovasculaires, de troubles du métabolisme lipidique, etc.

En l'absence de contre-indications (médicaments contenant des nitrates, problèmes cardiovasculaires aigus ou récents, rétinite pigmentaire), le patient peut à ce stade réaliser un essai à domicile avec un inhibiteur de la phosphodiestérase 5 (Viagra®, Levitra®, Cialis®, Spedra®) à des doses croissantes. Ainsi, un traitement symptomatique direct permet d'épargner aux patients d'autres démarches diagnostiques parfois invasives. Bien entendu, d'autres mesures thérapeutiques, qui seront abordées plus tard, peuvent également être initiées à ce stade.

12.1.1.3. Démarches diagnostiques complémentaire : exploration semi-invasive et invasive

En cas d'échec du traitement primaire et si le patient souhaite des clarifications approfondies, les diagnostics complémentaires sont en règle générale assurés par un urologue / andrologue.

Test d'injection intra-caverneuse avec échographie Doppler

Après pharmacostimulation (prostaglandine E1, alprostadil), ce test permet d'évaluer la vascularisation artérielle du pénis. Pour ce faire, la prostaglandine E1 est injectée latéralement dans le corps caverneux à une distance d'environ 1 à 2 cm de la paroi abdominale. Une sonde Doppler couleur est ensuite utilisée au début de l'examen et au stade de la tumescence (après 5 à 10 minutes) pour visualiser les artères profundaepeniset superficialespenis et déterminer leur débit. Les valeurs normales basses doivent être >35 cm/s pour les artères superficialespenis et >25 cm/s pour les profundaepenis. Ensuite, la dureté de l'érection obtenue est évaluée sur l'échelle de Bähren. Si la posologie de 5(-10) µg d'alprostadil n'est pas suffisante pour une érection complète, la dose peut être augmentée progressivement jusqu'à 40 µg. Il est également possible d'utiliser un mélange de phentolamine/papavérine, mais dans ce cas, le risque d'érection prolongée est plus élevé.

▶ Risques

- Risque de priapisme : prostaglandine seule (<1%), phentolamine/papavérine (~5%)
- Hématomes
- Fibrose du corps caverneux

▶ Évaluation

Un test inracaverneux positif permet d'exclure une cause artérielle et/ou veineuse de la dysfonction érectile.

Mesure de la tumescence pénienne nocturne (Rigiscan ☞ illustration 12.1)

Deux électrodes de mesure en forme d'anneau, placées autour du pénis et reliées à un appareil de mesure, permettent d'enregistrer la durée des érections, leur intensité ainsi que l'augmentation de la taille du pénis. Alors que des hommes en bonne santé affichent entre 4 et 6 érections nocturnes d'une durée de 10 à 45 minutes, ces phases sont nettement réduites voire inexistantes chez les hommes atteints d'un trouble organique.

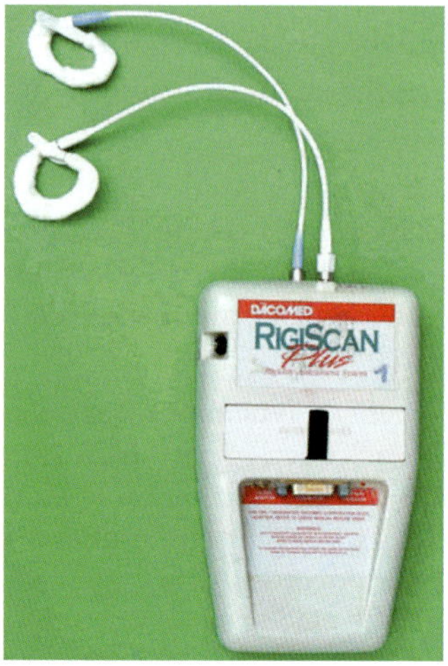

Illustration 12.1 : Rigiscan.

Échographie caverneuse / cavernométrie

Cet examen permet de quantifier le flux sanguin caverneux après une stimulation pharmacologique et de le visualiser par l'imagerie. Pour mesurer le débit nécessaire au maintien de l'érection (maintenance flow), une solution saline est injectée en continu au travers d'une canule placée dans le corps caverneux, à l'aide d'une pompe spécifique. Une autre canule placée dans le corps caverneux permet ensuite de déterminer les niveaux de pression dans ce dernier. Si cet examen révèle des valeurs pathologiques, il est possible d'essayer de visualiser les fuites veineuses à l'aide d'un produit de contraste. Celles-ci peuvent en partie être traitées par chirurgie.

▶ Commentaire

Cet examen a rarement un impact thérapeutique et est à ce titre rarement pratiqué.

Angiographie des vaisseaux afférents

Cet examen permet de visualiser les vaisseaux artériels afférents du pénis. Il a un intérêt uniquement en cas de suspicion de sténoses courtes isolées, car il offre éventuellement des possibilités de revascularisation. En règle générale, on diagnostique toutefois des sténoses longues qui ne permettent pas de revascularisation chirurgicale.

12.1.1.4. Traitement

Changements de mode de vie

Un changement de mode de vie et la gestion optimale des comorbidités pertinentes sont les mesures les plus efficaces dépourvues d'effets indésirables dans la prévention et le traitement de première intention. Elles sont toutefois considérées comme les plus difficiles à mettre en œuvre pour les personnes concernées. Un changement de mode de vie peut porter sur l'activité physique, une alimentation saine et équilibrée, un poids normal et un sevrage nicotinique. La gestion optimale des comorbidités concerne : Le diabète, l'hypertension, la dyslipidémie, le syndrome métabolique, l'hypogonadisme et les affections psychologiques et psychiatriques.

Inhibiteurs de la phosphodiestérase (inhibiteurs de la PDE5)

Plusieurs inhibiteurs de la PDE5 et leurs génériques sont aujourd'hui autorisés. Les plus connus sont :

- Viagra® (sildénafil), 25 mg/50 mg/100 mg, AMM initiale 1998, demi-vie 4-5 h, durée d'action 4-8 h
- Levitra® (ardénafil), 5 mg/10 mg/20 mg, AMM initiale 2003, demi-vie 4-5 h, durée d'action 4-12 h
- Cialis® (tadalafil) 5 mg/10 mg/20 mg, AMM initiale 2003, demi-vie 17,5 h, durée d'action 24-36 h
- Spedra® (avanafil), 50 mg/100 mg/200 mg, AMM initiale 2013, demi-vie 6-17 h, durée d'action 6-20 h

Ces quatre médicaments ont démontré leur efficacité avec un taux de réponse de l'ordre de 80% en cas de prise *à la demande*. Les principales différences cliniques résident dans la durée d'action et la tolérance. Au-delà de la prise *à la demande*, il existe des concepts qui prévoient une prise chronique des médicaments pour favoriser ainsi une rééducation du corps caverneux. A la posologie de 5 mg par jour, Cialis® est par ailleurs autorisé depuis 2014 pour le traitement de l'hyperplasie bénigne de la prostate (HBP).

Préparation	Délai d'action	Durée d'action
Viagra®	env. 60 min	4-8 h
Cialis®	env. 60-120 min	jusqu'à 36 h
Levitra®	env. 15-20 min	jusqu'à 12 h
Spedra®	env. 15-30 min	jusqu'à 20 h

Tableau 12.3: Délai et durée d'action des inhibiteurs de la PDE5.

▶ Effets secondaires les plus fréquents :

Flush (10-20%), céphalées (10-20%), rhinite (5%), dyspepsie (5-11%), troubles temporaires de la vision des couleurs (3-5%).

▶ Contre-indications absolues :

- Infarctus du myocarde/AVC <6 mois.
- Traitement contenant des nitrates concomitant
- Insuffisance cardiaque sévère
- Angine de poitrine instable
- Rétinite pigmentaire
- Insuffisance hépatique sévère

Substitution de la testostérone par voie orale ou parentérale

En présence d'un hypogonadisme avéré (testostérone <8 nmol/l ou <12 nmol/l et troubles associés), la substitution de testostérone est pertinente en association avec d'autres médicaments contre les troubles érectiles. Toutefois, des contrôles permanents de la prostate (y compris du taux de PSA), de la formule numération sanguine et de différents paramètres métaboliques doivent être effectués avant et pendant une substitution de testostérone.

Auto-injection dans le corps caverneux ou administration transurétrale d'alprostadil (PGE1, MUSE® et Vitaros®)

L'auto-injection dans le corps caverneux consiste pour le patient à effectuer lui-même ses injections. Dans l'environnement familier de son domicile, l'effet souhaité pourra être obtenu avec des doses inférieures à celles utilisées dans les tests cliniques. En raison du risque d'effets secondaires systémiques, il convient d'éviter des doses supérieures à 40 µg. En cas d'échec du traitement, la phentolamine ou la papavérine peuvent également être utilisées. Associée l'une à l'autre, elles sont commercialisées sous le nom d'Androskat®. À ce mélange peut également être ajoutée de la PGE1 pour former le « Trimix ».

Risques et effets indésirables

- Priapisme (env. 5% ; varie selon la substance et la dose)
- Fibrose des corps caverneux (env. 3%)
- Douleurs (10-20%)
- Hématomes (env. 5%)
- Infections (<1%)

Pour éviter les fibroses précoces, les injections ne doivent pas être effectuées plus de 2 à 3 fois par semaine. L'alprostadil peut aussi être administré par voie urétrale ou topique, avec une efficacité moindre. Le principe de l'injection urétrale (MUSE®= *Medicated Urethral System for Erection*) ou l'administration topique de Vitaros® est d'éviter les injections dans le corps caverneux.

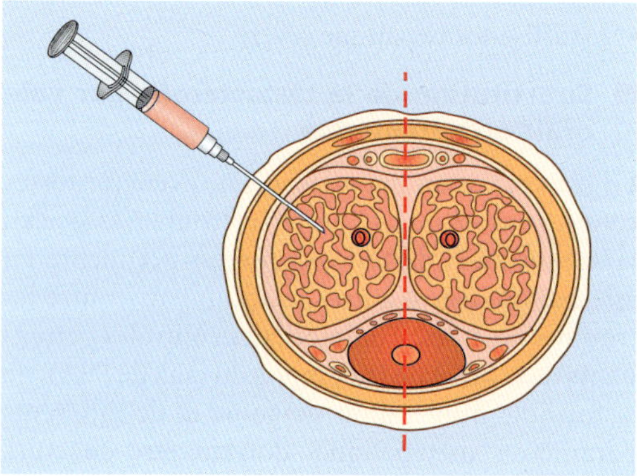

a

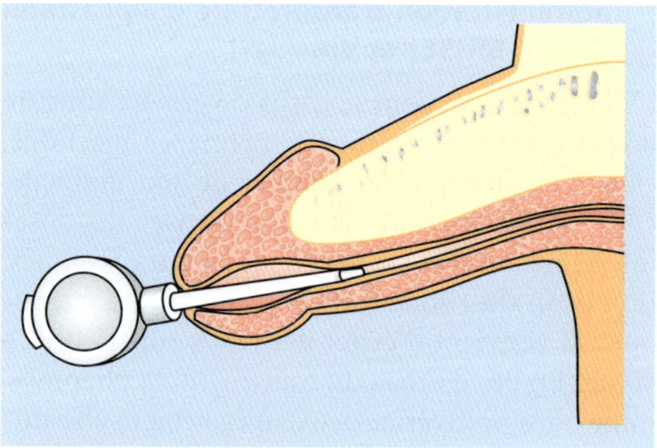

b

Illustration 12.2a+b : **a** : Auto-injection de PGE1 dans le corps caverneux ; **b :** administration transurétrale (MUSE®).

Pompe à érection

La pompe est dotée d'un cylindre à poser sur le pénis pour créer un vide. Le pénis se remplit alors de sang jusqu'à l'obtention d'une érection de bonne qualité. Pour permettre un maintien de l'érection, un anneau en caoutchouc étanche est placé autour de la base du pénis. On obtient ainsi des érections permettant des rapports sexuels dans environ 80% des cas.

Effets secondaires

- Douleurs au niveau de l'anneau de constriction (env. 20-40%)
- Perte de sensation et sensation de froid (env. 15%)
- Éjaculation douloureuse (env. 10%)
- Rigidité insuffisante (env. 30%)

Ces effets indésirables expliquent la réticence des jeunes hommes à utiliser cette méthode. Cette thérapie a pour avantage un faible coût, aucun effet indésirable systémique et une utilisation possible à tout moment quelle que soit la cause de la DE.

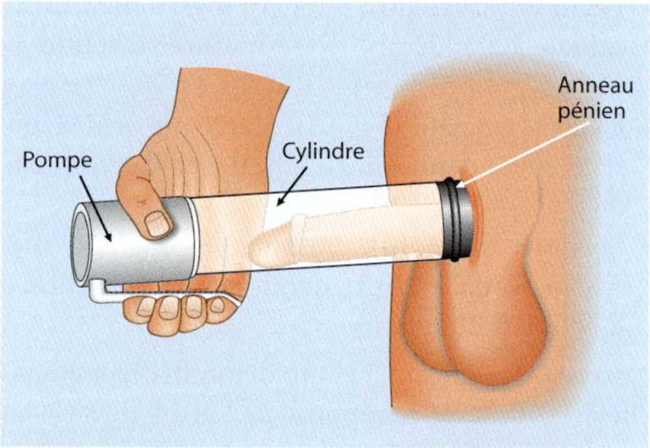

Illustration 12.3 : Aide à l'érection par pompe.

Implants péniens

Cette procédure consiste à remplacer les tissus érectiles par des implants dans les corps caverneux. Les implants peuvent être semi-rigides ou hydrauliques et peuvent donc être remplis et vidés par un système de pompe. Si l'indication est bien posée, cette procédure constitue une solution permanente adaptée aux besoins, avec une grande satisfaction du patient. Elle est en revanche irréversible, tandis que le risque opératoire et les coûts sont relativement élevés.

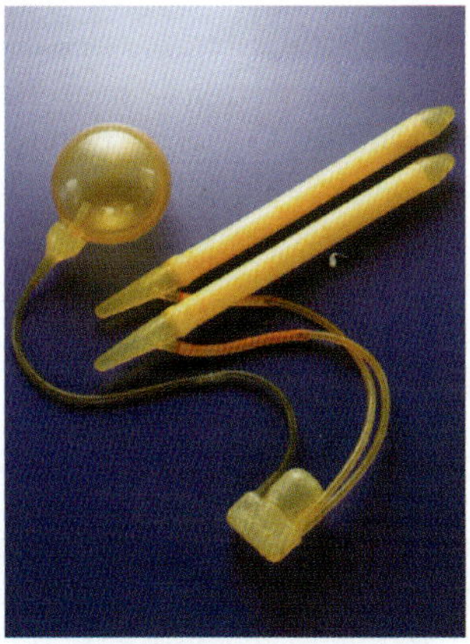

a

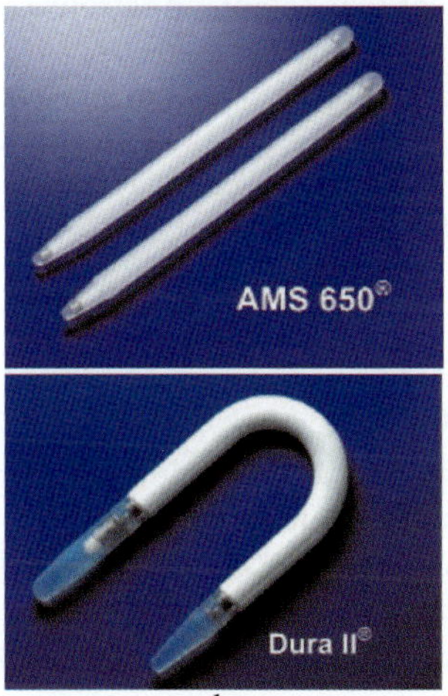

b

Illustration 12.4a+b : **a :** Prothèse pénienne hydraulique avec pompe, réservoir et implants péniens. **b :** implants péniens semi-rigides.

Nouvelles approches thérapeutiques

À ce jour, les thérapies utilisées sont d'ordre symptomatique. De nouvelles approches thérapeutiques, qui restent expérimentales, pourraient ouvrir la voie à un traitement curatif de la dysfonction érectile.

▶ Thérapie par ondes de choc extracorporelles à faible intensité (TOCEFI)

Les ondes de choc à faible intensité augmentent la circulation sanguine dans les tissus en améliorant la fonction et la croissance vasculaires. C'est sur la base de ces éléments que la TOCEFI est également utilisée pour le traitement de la dysfonction érectile. Bien que les résultats à long terme fassent défaut, des études ont montré une augmentation de la circulation sanguine et une amélioration de la fonction érectile. Associée à des inhibiteurs de la PDE5, cette thérapie semble prometteuse.

▶ Transplantation de cellules souches

Plusieurs études menées sur des rats ont montré que l'injection de cellules souches dans les corps caverneux permettait de restaurer la fonction érectile. Chez l'homme également, quelques études ont rapporté une amélioration de la fonction érectile avec une bonne tolérance thérapeutique. Il semble qu'une telle thérapie curative repose sur la régénération des nerfs et des vaisseaux sanguins des corps caverneux. Par ailleurs, son efficacité paraît renforcée par une association avec la TOCEFI.

▶ Injections de plasma riche en plaquettes

Les thrombocytes produisent de nombreux facteurs de croissance qui assurent la cicatrisation et stimulent la croissance vasculaire. Des études de petite taille ont permis d'observer une amélioration de la fonction érectile après une injection dans les corps caverneux avec une bonne tolérance, tant chez l'animal que chez l'homme.

12.1.2. Ejaculation précoce

12.1.2.1. Définition/Symptômes

L'éjaculation précoce (EP) est définie par une éjaculation qui se produit pour des stimulations minimales, plus précocement que souhaité, soit avant soit immédiatement après la pénétration. Ce problème est très mal vécu par les patients concernés qui n'ont que peu ou pas de contrôle sur la situation. Le délai entre pénétration et éjaculation est de maximum 1 à 2 mn (IELT = *Intravaginal Ejaculatory Latency Time*). L'EP s'observe chez environ 20% des hommes dont 1 à 2% souffrent de formes sévères.

12.1.2.2. Démarches diagnostiques / Diagnostic différentiel

Anamnèse sexuelle

L'interrogatoire doit soulever les points suivants : EP primaire (présente depuis toujours) ou secondaire (acquise), permanente ou uniquement dans certaines circonstances, délai jusqu'à l'éjaculation (IELT), gravité de la détresse, situation du couple, divers questionnaires à compléter et diagnostic différentiel à l'interrogatoire par rapport à la DE.

Démarches diagnostiques

L'examen clinique comprend un examen d'ordre général comme pour les patients souffrants de DE. La réalisation d'examens biologiques ou un bilan diagnostique n'est pas obligatoire.

12.1.2.3. Traitements

Thérapie comportementale

La méthode « Stop-Start » permet au patient d'interrompre une stimulation juste avant qu'il ne sente venir un orgasme non désiré, en exerçant une pression dans la région du frenulum et en stoppant ainsi le réflexe d'éjaculation.

Anesthésique local

Une crème à base de lidocaïne-prilocaïne (5%) ou un spray est appliqué 20 à 30 minutes avant le rapport sexuel au niveau du gland. Grâce à un préservatif, l'effet ne sera pas propagé au vagin. Sans effet secondaire notable, le délai IELT a pu être significativement prolongé par cette méthode dans des études contrôlées contre placebo.

Inhibiteurs de la recapture de la sérotonine sélectifs

Les inhibiteurs de la recapture de la sérotonine sélectifs (ISRS) représentent le traitement de choix dans la prise en charge médicamenteuse de l'éjaculation précoce. Après l'utilisation hors AMM de la paroxétine, sertraline et fluoxétine, la dapoxétine (Priligy®) est autorisée en Suisse depuis 2013 pour le traitement de l'EP.

La prise de Priligy® à la posologie de 30 mg ou 60 mg se fait *à la demande* environ 30 minutes à 2 heures avant le rapport sexuel. Ainsi, le délai IELT est allongé par un facteur de 2,6 à 13. En raison de la brève efficacité du médicament, une prise prolongée n'est pas nécessaire.

Les effets secondaires typiques sont fatigue, nausées, transpiration importante, diarrhées, diminution de la libido et anéjaculation. Une tendance à la perte de connaissance, dépression, épilepsie, cardiopathies et faiblesses musculaires font partie des contre-indications. Il ne doit pas être utilisé dans les cas d'affections rénales ou troubles de la fonction hépatique sévères. De plus, il faut garder à l'esprit les effets indésirables des inhibiteurs de la MAO.

Autres médicaments

Les médicaments qui sont également efficaces dans le traitement de l'EP et dont l'utilisation hors AMM fait l'objet de discussions sont les inhibiteurs de la phosphodiestérases (PDE-5) et le tramadol aux propriétés antalgiques.

12.2. Infertilité masculine

12.2.1. Définition / Symptômes

L'infertilité est définie comme l'incapacité pour un couple sexuellement actif sans contraception depuis un an, d'obtenir une grossesse (OMS 1995). Chez près de 50% des couples qui demeurent involontairement sans enfant, on retrouve souvent un facteur d'infertilité masculine associée tel qu'un spermogramme pathologique. Le but du bilan urologique et andrologique est de diagnostiquer et traiter les facteurs masculins qui peuvent être à l'origine de l'infertilité.

12.2.1.1. Démarches diagnostique/ Diagnostic différentiel

Anamnèse

- Durée du désir d'enfant, infertilité primaire ou secondaire ; fréquence des rapports sexuels (RS), problème lors des RS (troubles de l'éjaculation, de l'érection, perte de la libido)
- Infections : orchite ourlienne, maladies vénériennes
- Enfance : cryptorchidie, âge à la puberté, déroulement de la puberté, interventions chirurgicales dans la région uro-génitale (traitement chirurgical des hernies, orchidopexie, opération de la prostate)
- Maladies de système : diabète, insuffisance rénale, pathologies hépatiques etc.
- Médicaments : hormones, cytostatiques, psychotropes, anti-hypertenseurs
- Toxiques : alcool, nicotine, drogues
- Profession : exposition aux substances nocives, situations de stress
- Problèmes d'infertilité familiale

Diagnostic clinique

- Examen général : importance des caractères sexuels secondaires, répartition de la graisse, gynécomastie

- Inspection et palpation de l'appareil génital externe (phimosis, frenulum breve, hypospadias etc.)
- Evaluation du scrotum et de son contenu : taille, morphologie et consistance des testicules. Varicocèle, épididyme sans particularité, ductus deferens palpable
- Examen prostatique

Echographie

- Testicule : Evaluation de la position, taille, consistance parenchymateuse (homogène) et perfusion. Exclusion d'une micro-lithiase, tumeur testiculaire, hydrocèle, spermatocèle, varicocèle, (le reflux veineux est visible en échographie doppler lors de la manœuvre de Valsava).
- Echographie transrectale de la prostate (ETRP) : indiquée en cas de faibles volumes de l'éjaculat, pH acide du sperme, d'une oligozoospermie sévère ou d'azoospermie avec suspicion d'obstruction. Par la suite, évaluation de la prostate et de la symétrie et taille des vésicules séminales ainsi que l'existence de kystes évocateurs d'une sténose centrale.

Spermogramme

L'examen d'un échantillon de sperme obtenu par masturbation après une abstinence de 2 à 7 jours. L'évaluation est effectuée conformément aux critères de l'OMS (☞ tableau 12.4). Si les valeurs du premier spermogramme se retrouvent en dehors des valeurs seuil actuellement validées, une deuxième analyse de sperme aura lieu 2 à 3 mois après.

▶ Types d'atteintes

Oligozoospermie	<15 Mio/ml
Asthénospermie	<32% de spermatozoïdes mobiles
Tératospermie	<4% de formes normales

Lorsque les trois critères du spermogramme sont pathologiques, on parle d'une OAT (oligo-asthéno-tératospermie).

Des tests fonctionnels spéciaux du sperme peuvent être réalisés dans des centres spécialisés pour élargir les investigations comme p. ex. le test de migration dans la glaire cervicale de Hamster (TH), le test Penetrak, le test de Kurzrok-Miller.

	Limite inférieure OMS 2010 (5ème percentile ; 95% IC)	Valeur de référence 1999
Volumes de l'éjaculat (ml)	1,5 (1,3-1,7)	2,0
Nombre total (Mio)	39 (33-46)	40
Concentration des spermatozoïdes (Mio/ml)	15 (12-16)	20
Mobilité progressive (%)	32 (31-34)	50
Mobilité globale (%)	40 (38-42)	
Vitalité (%) (test à l'éosine)	58 (55-63)	75
Formes normales (%)	4 (3-4)	14
Peroxidase-positive Leucocytes (Mio/ml)	<1	
MAR test (*Mixed Anti-globulin Reaction*)	<50% d'érythrocytes fixés aux spermatozoïdes	

Tableau 12.4 : Valeurs de référence du spermogramme (OMS 2010).

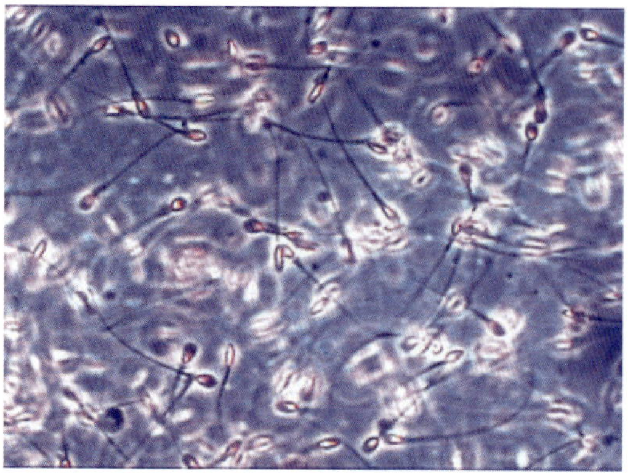

a

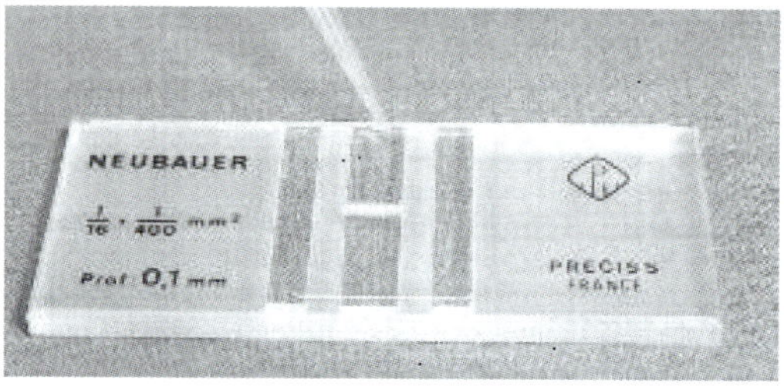

b

Illustration 12.5a+b : a: Spermogramme normal sur sperme natif. b: Chambre de comptage de Neubauer dans le cadre d'un spermogramme

Exploration microbiologique

Elle impose la réalisation d'une mise en culture de l'urine, d'un examen bactériologique du sperme, de frottis urétraux et le cas échéant d'examens de sécrétions prostatiques. Les infections urinaires, des glandes génitales masculines annexes et des maladies sexuellement transmissibles ayant un impact négatif sur la fertilité masculine, il convient de traiter toute infection par une antibiothérapie. Il n'a pas encore été élucidé dans quelle mesure l'augmentation isolée des cellules inflammatoires dans l'éjaculat représente une indication de traitement antibiotique.

Bilan hormonal

Le bilan hormonal de base comprend un dosage de la LH (hormone lutéinisante qui stimule la production de testostérone par les cellules de Leydig), FSH (hormone stimulant les follicules qui stimule la spermiogénèse), testostérone (hormone sexuelle masculine) et la prolactine. Le prélèvement se fera le matin (à jeun) entre 8h00 et 10h00 en raison du rythme circadien.

LH	2,0 -12 mU/ml
FSH	1,0-12 mU/ml
Testostérone	300-1.000 ng/dl (11-31 nmol/l)
Prolactine	1-25 ng/ml (0,4-10 nmol/l)

En fonction de la clinique et des résultats des examens, il conviendra de doser les autres hormones hypophysaires : TSH, ACTH etc. De plus, les tests fonctionnels peuvent être réalisés afin d'évaluer les axes hypothalamiques-hypophysaires-gonadiques :

- Test fonctionnel des cellules de Leydig
- Test à la GnRH
- Test à la dexaméthasone

Explorations génétiques

Les explorations génétiques sont indiquées en cas d'azoospermie, oligospermie de haut grade et avant toute ICSI (injection de spermatozoïde en intra-cytoplasmique). Elles comportent :

- Détermination des chromosomes sexuels (syndrome de Klinefelter XXY)
- Facteur d'azoospermie, délétion sur le chromosome Y (Attention : transmission aux descendants masculins)
- Détermination du gène de la fibrose cystique (CFTR) chez les deux partenaires en l'absence bilatérale des canaux déférents (ABCD), le risque de fibrose cystique chez l'enfant peut atteindre jusque 25% en fonction des constellations.

12.2.1.2. Traitements

L'objectif thérapeutique qui normalement repose sur l'élimination de la cause, ne pourra être atteint pour de nombreux tableaux cliniques. Les possibles approches thérapeutiques permettant de concevoir sont :

Traitement conservateur

- Rapports sexuels réguliers (tous les 2 à 3 jours)
- Arrêt des toxiques (tabagisme, alcool), certains médicaments (p. ex. stéroïdes), surpoids, effort sportif excessif et exposition à la chaleur importante
- Recommandations relatives à une alimentation saine, riche en anti-oxydants
- Substituts alimentaires (oligo-aliments et/ou vitamines, p. ex. ProFertil®, Orthomol fertil® ou Fol-Ino® Men)

- Essais thérapeutiques médicamenteux par les modulateurs des récepteurs aux œstrogènes sélectifs, les inhibiteurs de l'aromatase ou des anti-oxydants ne peuvent jusqu'à présent livrer de recommandations thérapeutiques claires.

Traitement hormonal

Les traitements hormonaux ne sont généralement indiqués que dans de rares cas. La substitution de la testostérone n'est pas conseillée en raison de l'inhibition des gondadotropines.

Dans les cas précis suivants ; l'hormonothérapie est indiquée :

- **Hypogonadisme hypogonadotrope** (y compris d'étiologie congénitale) peut être traité par une stimulation combinée d'HCG (*Human Chorionic Gonadotropin*) et FSH (*Follicle-Stimulating Hormone*) ou par GnRH (*Gonadotropin-Releasing Hormone*) pulsatile
- **Hyperprolactinémie** : En cas de prolactine élevée, dosée à plusieurs reprises, une exploration sera pratiquée en fonction du taux de prolactine. Afin d'éliminer un macro-adénome à prolactine, un scanner ou une tomographie à résonnance magnétique cérébrale s'impose. Si une intervention chirurgicale n'est pas indiquée, un traitement d'inhibiteurs de la prolactine (bromocriptine) peut être initié.

12.2.1.3. Traitement des dysfonctions sexuelles en tant qu'étiologie de l'infertilité

Dysfonction érectile, éjaculation précoce

Voir chapitres 12.1.1 et 12.1.2

Ejaculation rétrograde

- Arrêt des médicaments qui peuvent la provoquer : α-bloquants (prostate) ; antidépresseurs (en fonction de l'indication)
- Le cas échéant, essai thérapeutique avec les anti dépresseurs ou l'imipramine (Tofranil®) ou les sympathomimétiques : midodrine (Gutron®)
- Eventuellement, insémination artificielle après obtention de spermatozoïdes par centrifugation à partir de l'urine recueillie après une éjaculation.

Traitement chirurgical

- Traitement de la varicocèle : on ne sait à ce jour dans quelle mesure le traitement chirurgical d'une varicocèle améliore le taux de grossesse. Différentes techniques sont disponibles pour le traitement chirurgical de la varicocèle :
  - Sclérose après exposition antérograde ou rétrograde
  - Traitement chirurgical par abord inguinal dans les meilleurs des cas par technique de microchirurgie
  - Techniques coelioscopiques
  - Indépendamment de la technique utilisée, une amélioration des paramètres du spermogramme est à prévoir dans 40-50% des cas.

Reconstruction des canaux spermatiques et incision transurétrale de kystes prostatiques

En cas d'azoospermie dans le cadre d'une sténose p. ex. après une vasectomie pour stérilisation ou en cas de suspicion clinique d'obstruction, une reconstruction microchirurgicale des canaux spermatiques peut être entreprise. Après vasectomie à des buts de stérilisation se prête la technique de vaso-vasostomie (anastomose termino-terminale des deux moignons du Ductisdeferens). Dans ce cas, des taux de perméabilité de plus de 80% peuvent être obtenus. Si au cours de la reconstruction des canaux spermatiques, une anastomose du canal déférent directement à l'épididyme (vasostomie épididymo-déférentielle) est nécessaire, les chances de reperméabilisation sont alors nettement diminuées. En cas d'obstruction centrale des canaux spermatiques p. ex. par des kystes dans la région du Colliculus seminalis, une reperméabilisation sera pratiquée grâce à une résection des abcès par voie transurétrale.

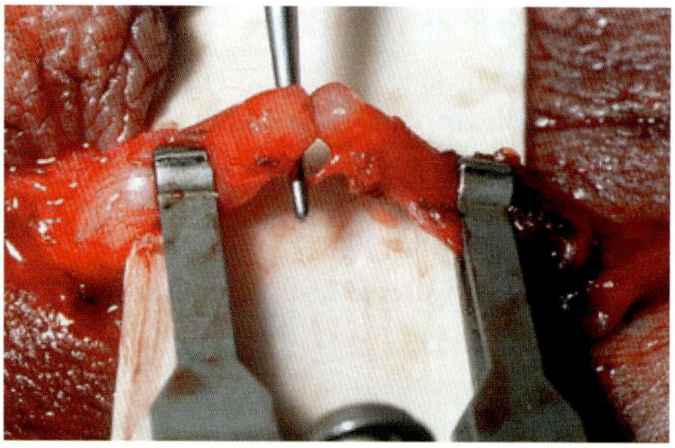

a

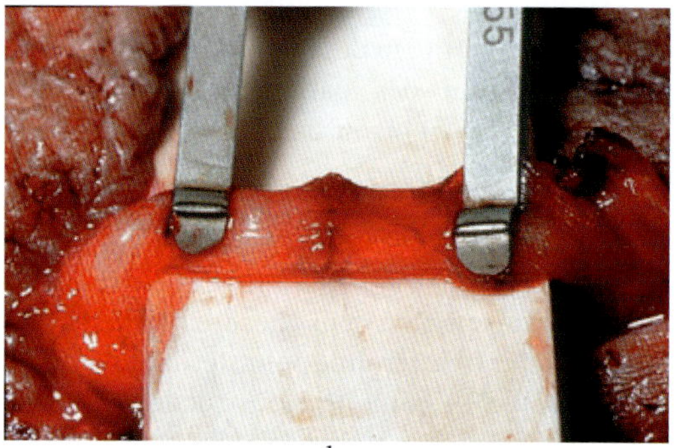

b

Illustration 12.6 a+b : Clichés intra-opératoires d'une vasovasostomie microchirurgicale

Biopsie testiculaire par MESA et TESE / MikroTESE

En cas d'azoospermie ou de troubles sévères des paramètres de l'éjaculat qui ne permettent pas d'insémination artificielle avec les spermatozoïdes de l'éjaculat ; il existe une indication de biopsie testiculaire. Dans ce cas, le testicule est exposé après un abord scrotal, une exploration du testicule a lieu suivie par une biopsie. Elle permet une évaluation histologique de la spermatogénèse et peut livrer des indices sur l'étiologie de l'infertilité (réduction de la spermiogénèse ? Carcinome in situ ?).

Au cours de la biopsie testiculaire, il est possible de pratiquer en même temps une procédure TESE (extraction de spermatozoïdes testiculaire) et/ou MESA (aspiration de sperme microchirurgicale épididymaire) en vue de l'obtention de spermatozoïdes par voie chirurgicale. Les spermatozoïdes peuvent être utilisés soit immédiatement soit après cryoconservation à une date ultérieure dans le cadre d'une aide à la procréation. Outre la technique TESE conventionnelle, la procédure MicroTESE est de plus en plus diffusée d'après les études.

Dans ce contexte, l'extraction de spermatozoïdes se fait sous microscope ce qui permet de retrouver plus souvent les spermatozoïdes qui sont alors prélevés. En tant que méthode alternative, la technique percutanée permet une aspiration directe des spermatozoïdes (les procédures PESA/TESA sont uniquement indiquée en cas d'azoospermie d'origine obstructive).

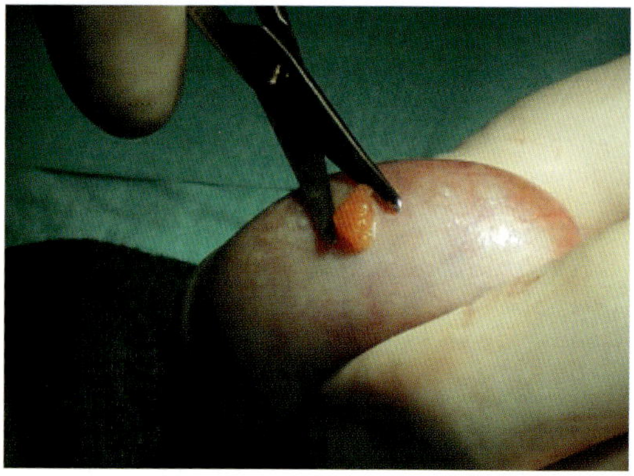

Illustration 12.7 : Biopsie testiculaire après exposition du testicule.

Bibliographie

Chez l'auteur

Index

S

T

U

V

W